国家出版基金项目
NATIONAL PUBLICATION FOUNDATION

何氏二十八世
医著新编

清·何嗣宗 著

何新慧 蔡珏 校评

周毅萍 参校

何嗣宗医著二种校评

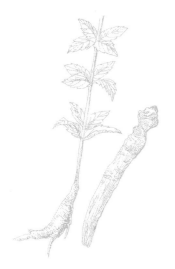

全国百佳图书出版单位
中国中医药出版社
·北京·

图书在版编目（CIP）数据

何嗣宗医著二种校评 /（清）何嗣宗著；何新慧，
蔡琰校评 .—北京：中国中医药出版社，2023.8
（何氏二十八世医著新编）
ISBN 978-7-5132-8013-6

Ⅰ . ①何… Ⅱ . ①何… ②何… ③蔡… Ⅲ . ①中医临
床—经验—中国—清代 Ⅳ . ① R249.49

中国版本图书馆 CIP 数据核字（2022）第 256830 号

中国中医药出版社出版

北京经济技术开发区科创十三街 31 号院二区 8 号楼
邮政编码　100176
传真　010-64405721
山东临沂新华印刷物流集团有限责任公司印刷
各地新华书店经销

开本 710×1000　1/16　印张 13.25　字数 205 千字
2023 年 8 月第 1 版　2023 年 8 月第 1 次印刷
书号　ISBN 978 - 7 - 5132 - 8013 - 6

定价　72.00 元
网址　www.cptcm.com

服 务 热 线　010-64405510
购 书 热 线　010-89535836
维 权 打 假　010-64405753

微信服务号　zgzyycbs
微商城网址　https://kdt.im/LIdUGr
官 方 微 博　http://e.weibo.com/cptcm
天猫旗舰店网址　https://zgzyycbs.tmall.com

如有印装质量问题请与本社出版部联系（010-64405510）

总序

何氏中医是吾祖辈世代传承的家业，自南宋至今已有 870 余年，历 30 代，曾医生群出，事业辉煌，成就显赫，令人自豪。传到吾八世祖元长公已二十二世，定居青浦重固，一脉相承，名医辈出，记忆中二十三世有书田（其伟）公、小山（其章）公等，二十四世有鸿舫（长治）公、端叔（昌龄）公等，二十六世有乃赓公，二十七世有我的祖父补榆（承耀）公等。小山公是我七世祖，一生济世为民，鞠躬尽瘁死而后已，他不仅医术精湛，且诗赋甚好，著有《七榆草堂诗稿》，手边这份今已泛黄的诗稿乃三叔维俭手抄，在诗稿末页，三叔记述了抄写经过：诗词原稿由父亲补榆公赠之，收藏箧中，时隔 22 年后，在 1963 年春节，维勤（按：我的父亲）哥到访说：时希（按：其六世祖是书田公）弟在编辑何氏医药丛书，需要我们弟兄收藏的有关何氏医书药方、文物照片等，对此，我们应大力支持。于是维勤哥献出先祖乃赓（端叔之孙）公照片，维馨（按：我的二叔）哥献出鸿舫公药方 32 张，维俭则献出此诗稿，翌日即送到时希府上，同观，并抄录保存。最后，三叔还感慨写道："祖先的伟大成就世传不绝，至今第二十八代，代代有名医，活人无算，但目今来说，何氏的医生太少了，二十七世何承志一人，二十八世何时希一人，只二人，希何氏子弟应竭尽智能，发掘何氏医学宝库，把医学发扬光大，为民服务，能有更多的传人为广大人民康健幸福而努力贡献。"

我作为何氏二十九代，一生从事生物学，研究动物、植物，成为这方面的专家权威，虽与医学有点关联，但终不能为医救人。所幸的是吾四叔维雄之女新慧 1977 年考入上海中医学院（今上海中医药大学）中医系，成为中医师而继承祖业，二十九世有传人了。她自幼聪慧，勤奋好学，努力奋斗，晋得教授、博导；2013 年"竿山何氏中医文化"入选上海市非物质文化遗产名录，她是代表性传承人。更令人兴奋喜悦的是新慧倾其智能，殚精竭虑，废寝忘食，历时五载，主编了《何氏二十八世医著新编》，洋洋数百万字，分列 11 册，有中药、方剂、外感病、内伤病、妇科、医案等专著，以及医家专著，如十九世何嗣宗、二十二世何元长、二十三世何书田、二十四世何鸿舫、二十八世何时希等。收录的医著较全，现存的何氏医著基本无缺，并对这些医著作整理校注以及评析，不仅使诸多抄本、影印本得以清晰明了，更释疑解难，使读者读之易懂易学，尤其是《何氏内妇科临证指要》一册，集何氏医学之大成，是传承发扬何氏医学的典范，能对临证指点迷津。至此，前辈的心愿得以实现，即如新慧所说："此套著作既告慰先辈，又启示后学，何氏医学代代相传，永葆辉煌。"故乐以为序。

何新桥

二〇二二年十月

前言

何氏中医自南宋至今，已历 870 余年，绵延不断，世袭传承 30 代，涌现了 350 余名医生。悬壶济世，医家足迹遍布吴、越、燕、豫、关、陇等地，服务患者无数，甚有辛劳过度，以身殉职的医生，如二十三世何其章；著述立说，积淀了深厚的中医文化、医学理论，以及丰富的实践经验。治疗病种遍及内科、妇科，抑或有儿科、五官科等，主要病种有外感温热病、咳喘、肺痨、痞积、鼓胀、中风、消渴、虚劳、痿痹，妇人月经不调，胎前、产后诸疾等。

何氏中医祖居河南，《镇江谱》所记始祖为何公务，是宋太医院使。世系传承主要有 5 支：镇江、松江、奉贤、青浦北竿山和重固。《青浦谱》中不少传序均称"何楠始为医"，《松江谱》说光启之四子何彦猷"为镇江始祖"。何楠与何彦猷是兄弟，均为何光启之子，何光启是何公务之四世孙，亦为医。《中国人名大辞典》说何彦猷："绍兴中，为大理丞。时秦桧诬岳飞下狱，彦猷言飞无罪，万俟卨劾其挠法。罢黜。"据考定当为 1141 年，由此而推为镇江支起始。而何公务至光启的四世部分，是为何氏一世以上的医家，可见何氏在南渡以前，在开封已有为医者。松江支源于四世何侃，他是何沧的曾孙，约在 1230 年。何沧与何彦猷是堂兄弟，《松江府志·卷六十二·寓贤传》载："从弟沧扈跸南渡居黄浦南之余何潭……爱青龙镇风土遂卜居。"当时青龙镇的商业和海上贸易已相当发达，更有良好的文化生态，人文荟萃，何侃亦迁居于青龙镇，悬壶济世，成为上海中医的始祖。奉贤支源于十六世何应宰，约在 17 世纪初叶。《何氏世乘》(《奉贤谱》) 说何应宰："从政长子。字台甫，号益江。徙居庄行镇，医道盛行。品行卓绝，乐善不倦。"何应宰之父何从政，为太医院医士。青浦北竿山支源于二十世何王模，字铁山，号萍香，约在 18 世纪 30 年代。《青浦谱》谓其："为竿山始祖。世居奉贤庄行镇……习岐黄术，名噪江浙间。性好吟咏，信口成篇，不加点窜。"重固支源于二十二世何世仁，字元长，何王模之孙，他于嘉庆八年（1803）迁到青浦重固，是重固一支的始祖。何元长旧居临靠重固镇河通波塘，当年登门求医的患者排成长队，求医者的船只停满河港。自何元长而下，一脉相传30余位医生，其中二十三世何其伟（字书田）、何其章（号小山），二十四世何鸿舫，均为一代名医。

何氏医学代代相传，在这漫长的岁月中能累世不绝，除了医术、医技外，还有文化因素，即医学与文化相互渗透，相互支撑，共同前行。何氏家族在元代已有"世儒医"的称呼，如七世何天锡，字均善，有钱塘钱全徵所撰《赠世儒医均善何先生序》中说："处博济之心，行独善之事者，其唯何君乎。"世医与儒医合流，宋元以降是较常见的，如刘完素、张元素、李时珍、喻昌等。因此，何氏医家始终将理论功底置于首位，在行医的生涯中，不断提高医学素养，且心存仁义，医德高尚，故能达到较高境界。何氏众多医家的医名、事迹被载入史册，如《中国医学人名志》《中国医学大辞典》《中国人名大辞典》以及地方谱志中，或被历代医家、学者所重视并记载，如陆以湉《冷庐医话》、魏之琇《续名医类案》、姚椿《晚学轩文集》、石韫玉《独学庐诗文集》等。一些著作被收录于《全国中医图书联合目录》。范行准、陈邦贤等学者均对何氏世医做出高度评价，认为是国际医学史上少见的奇迹。

何氏世医共有49位医生任太医院医官，更有众多医家拯救生灵，盛名于世，并留下了精深专著，据考有120余种，近千卷，现存50余种，包括医论、本草、方剂、医案等。如明六世何渊著有《伤寒海底眼》，是何氏现存最早的医著，且开启了何氏伤寒温病专著的先河，十七世何汝阈著《伤寒纂要》、二十二世何元长著《伤寒辨类》、二十四世何平子著《温热暑疫节要》等均受其影响，既有继承，又有发展。又十三世何应时、十四世何镇父子二人专注于本草与方剂，著有《何氏类纂集效方》《何氏附方济生论必读》《本草纲目类纂必读》等书，其中收有不少何氏效方以及用药体会和经验，实难能可贵。还有十三世何应璧著《医方捷径》，书中所述妇人病和胎前产后病的诊治思路和方法，为后辈医家在妇科病辨治方面奠定了基础。十九世何嗣宗著《何氏虚劳心传》《何嗣宗医案》，其对疾病的认识以及提出的理论思想、治疗法则、养生却病等精粹，是何氏世医诊治内科病的典范，有承前启后的作用。此外还有诸多医案专著，如《何元长医案》《何书田医案》《春煦室医案》《何鸿舫医案》《壶春丹房医案》《何端叔医案》《何承志医案》《医效选录》等，从中可见世医学术思想的传承和发展，亦反映了医家善于辨证论治、用药精细、轻清灵动、讲究炮制等医术、医技。

这些医著蕴含了丰富的医学理论、学术思想、临床经验和特色，这不仅是何氏中医的灵魂，亦是传承发扬何氏医学的根基和保障，更是中医学史上难能可贵的资料。由于年代久远，文献散佚甚多，在 20 世纪 80 年代，二十八世何时希曾对一些文献做收集整理、抄录影印，计有 42 种，分为 35 本书出版（上海学林出版社），多为单行本。其中 23 本书为抄本，这对保存何氏医学文献起了很大作用。转眼到了 2013 年，"竿山何氏中医文化"被列入上海市非物质文化遗产名录，并认定二十九世何新慧为代表性传承人，保护发扬光大何氏医学的工作迫在眉睫，责无旁贷。自 2014 年起，着手整理现存何氏二十八世文献，分四个步骤：首先对现存何氏文献作进一步的收集整理，在原来 42 种基础上去芜存菁，主要是剔除内容重复，纠正张冠李戴者，留取 37 种，新增 5 种，计 42 种；接着按书种分档归类，计有伤寒温病、本草、方剂、妇科、医案、以医家命名专著等 6 类，前 5 类每类合刊为 1 本书，以医家命名专著有 5 本，即何嗣宗医著二种、何元长医著二种、何书田医著八种、何鸿舫医案与墨迹、何时希医著三种，这些医家的著作有的已归入前 5 类专著中，剩余的合刊为个人专著；然后逐一对收入的每种书进行校注和评析；最后通过对上述 42 种医书做分析研究，将何氏医学理论思想、临床诊治的璀璨精华挖掘展示，书名《何氏内妇科临证指要》。历经五载，洋洋数百万字而成本套丛书《何氏二十八世医著新编》，共 11 本，以飨读者，便于现代临床研究学习与借鉴，并能更好地继承、发扬、光大。

本套丛书在编撰过程中，对各书中有关医家传略等内容有所增删梳理，以较完整地反映作者的生平事迹，个别史料较少的医家，如十三世何应时、何应豫未出传略。原各书的"本书提要"均作了删增，或重写，以突出主要内容和特色。对于错字、异体字、古今字、通假字、繁体字等一并纠正，不出校注。药名据《中医大辞典》予以统一。原书中双排小字及书的上栏眉注均用括号标出。新增书种版本出处，以及有些目录与内容不合之处等改动，在各书中另行说明之。鉴于水平有限，未尽之精粹，或有舛误之处，望高明者以及后学之士指正与挖掘。

何新慧

二〇二二年十月

何嗣宗医案 ｜ 虚劳心传

何嗣宗生平传略

何嗣宗，名炫，嗣宗乃其号，生活于清康熙年间（1662—1722），是何氏自南宋以来的第十九世医，江苏省奉贤县（今上海市奉贤区）人。《奉贤谱》记载说："字令昭，嗣宗、也愚、二瞻、怡云、自宗，皆别号也。入华亭庠，辛未岁贡生。积学不售，因精世业，道高望重，四方宗仰。"又《松江府志》说他："字令昭，号自宗，汝闿[1]孙。读书过目成诵，家世业医，炫尤精诣，起沉疴，愈痼疾如神。"可见何嗣宗自幼聪慧，好学精业，他继承了祖辈的中医学术，并加以应用发展，潜心为病人解除痛苦，活人无数，这些事例从史料中可略见一斑。如康熙进士李光地《赠自宗何子序》中说："康熙辛卯（1711），余门人吴趋陈汝楫[2]学守士也，忽撄重疾，虽法医视之，咸以为非何子自宗不为功。已而何子至，慨然切其脉，洞明阴阳表里虚实之故，良剂甫投，起将危之疾而复安，自非良医妙术，曷克臻此耶。"华亭人王顼龄在《悼何子自宗文》中说何嗣宗："三十年来芒鞋布袜，游历吴越间，遇有沉疴，投一二剂即愈，其不愈者克日不爽。上自公侯卿相，下逮商贾信舆，争相延聘者人驾肩也，舟行则舳舻衔尾，陆则轮蹄相望，以君速过其家为幸。"足见当时深受病家爱戴与好评的状况，何嗣宗不愧为康熙年间的名医。

何嗣宗不仅医术高超，医德亦十分高尚，他业医给过不少当道者诊病，以致《奉贤谱》有"壬寅秋，治制台常公鼐之疾，殁于南省藩署"的记载。但他一生更多的是给普通民众服务治病，不分老幼贫富贵贱，如《奉贤谱》所说："生平美不胜收，即其设义塾以劝学，施义田以育婴而务义可知；三指活人千万，不先富贵后贫贱，而种种积善可知。一生济人心切，席不暇煖。"《奉贤县志》说："医承世业，起疾如神，志在济世，未尝计利。"友人李光地在《赠自宗何子序》中评价他："何子自宗，天人之学淹贯胸臆，唯以济人为心，不以利己为念，视人之疾，犹己之疾，视人之危，犹己之危，未尝责报……何子家承数世之医，存心爱物，德术并彰，良医之功，洵可视诸良相也。"

何氏中医渊于南宋，迄今已绵延870余年，传承30代，据史可考有五大支系，分别是镇江、松江、奉贤、青浦北竿山和重固支系。何嗣宗的曾祖父何应宰是奉贤支的始祖，其时约在17世纪初叶，徙居奉贤庄行镇，《何氏世乘》（《奉贤谱》）说何应宰："从政长子。字台甫，号益江。徙居庄行镇，医道盛行。品行卓绝，乐善不倦。"他的祖父何汝阈亦为一代名医，《江南通志》记载："字宗台。华亭人。世积医学，汝阈尤多秘方，活病者万计。"何嗣宗作为传人，颇有祖先风范，故王周（字日藻，官司农卿）撰《何氏世谱叙言》说："宗台先生文孙自宗，业举明经，而又究精家学，远近钦其有乃祖风。余既耋而善病，自宗投剂辄效，余又喜自宗之克绳祖武，而庆吾友之有后也。"何嗣宗秉承祖辈医学，加之自己的临床经验，使何氏医学得到升华，他著述颇多，见于著录者有六种：《伤寒本义》《金匮要略本义》《何嗣宗医案》《何氏虚劳心传》《保产全书》《怡云诗稿》，未见著录有《何氏药性赋》。今存四种《何嗣宗医案》《虚劳心传》《何氏药性赋》及《怡云诗稿》。

何嗣宗的功绩亦可用友人的赠诗概括："读尽人间未见书，精心直欲契黄初，君才医国名何忝，我愧儒门事已虚。寒热每疑司历误，膏肓岂易执方除，相从但乞疗贫法，能使文园渴顿袪"。（《吴门陈季方赠诗》）

"东南一境清新目，有此千峰插翠薇，人在下方冲月上，鹤从高处破烟飞，岩深水落寒侵骨，门静花开色照衣。欲识蓬莱今便是，更于何处学忘机。"（桐乡张廷玉书赠何自宗）

——何新慧　编写

● 【校注】

[1]汝阈：即何汝阈（1618—1693），字宗台，江苏省奉贤县（今上海市奉贤区）人，是何氏第十七世医。其医术精湛，医德高尚，亦为一代名医，且乐于公益事务，深受民众爱戴而延为乡饮介宾。

[2]吴趋陈汝楫：吴趋，指吴地。陈汝楫，字季方，清初常熟人，世居吴县（今属江苏）。清康熙年间学者。从李光地学，通经史，工诗。

虚劳心传

清·何嗣宗　著

清·何王模　校定

何时希　编校

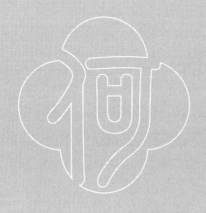

本书提要

《虚劳心传》，一名《何氏心传》，又名《嗣宗医论》。作者何炫（1662—1722），号嗣宗，系清康熙年间，江苏省奉贤县（今上海市奉贤区）人。为何氏南宋以来第十九世名医。本书校定者何王模（1703—1783），字铁山，号萍香，为炫四子，习岐俞术，名与父齐。

本书首篇"虚劳总论"认为：虚劳之证，无外邪相干，皆由内伤脏腑所致，如酒、色、思虑、劳倦、忿怒伤其五脏，劳其精血，阴虚则生内热而成。并指出虚劳治疗中有引火归原、理中调补、参芪助火、苦寒泄火、二陈消痰、辛剂发散、疗治过时等七误。

治法有补肾水、培脾土、慎调摄等三大要。对饮食所宜、所忌及养生、却病之法等，辨析精当。尤其于阴阳平衡、五脏生克之理阐发明切，颇为医家所称赏。自制清金散、白凤膏、四五培元粉等方，后人常采用之。上海中医学院（上海中医药大学前身）故院长程门雪先生对此书甚为赞赏，加以批注。

何嗣宗医著颇多，现存三种，另著《何氏药性赋》归入本套丛书《何氏本草类纂与药性赋校评》。

⊕ 校评说明

何氏第十九世医何嗣宗，博学工文，尤精医术，著述颇多，然现存医著仅有三种，即《虚劳心传》《何嗣宗医案》和《何氏药性赋》，后一种归入本套丛书《何氏本草类纂与药性赋》中，本书不再列入。《虚劳心传》，又名《何氏虚劳心传》《嗣宗医论》《何氏心传》，此书由其季子何王模校定。其版本据《奉贤谱》《中医图书联合目录》著录：有道光十二年壬辰（1832）抄本，光绪十五年己丑（1889）吴县孙谿朱氏行素草堂刊本（即朱氏槐庐丛书之一），又清刻本、清抄本，1936年《中国医学大成》排印本等。现代有《中医古籍小丛书》据行素草堂《槐庐丛书》排印本，江苏科学技术出版社1984年3月刊。何时希《何氏历代医学丛书》据何鸿舫手抄本影印，学林出版社1984年2月刊，本书即以此为底本，参校行素草堂《槐庐丛书》本。

本次编撰对原著中存在的问题、舛误等做了修正，需说明的有如下方面：

1. 原书中有关何嗣宗的介绍，因多有重复，或有不全，故删。并参合何时希所著《何氏八百年医学》中有关何嗣宗的史料，重新整理编写"何嗣宗生平传略"，见于书首。

2. 有关何嗣宗的史料较多，今择尤悔庵赠诗置于《虚劳心传》书首，以供赏读。文中有何时希按语，用括号标示。

3. 原正文中有双排小字注释字样，今用括号标示。

4. 原书中有目录缺失，据正文补。如"选方并论"中的"自制回生丸"。

5. 原书正文中有未据目录标题分节，今作修正，并据目录加入标题。如"调治七误""调治三要"。此二节下属小标题，原目录中未列，今据正文补入。

6. 选方并论中有个别方名存在目录与正文不合者，据正文所述内容改。如目录为"逍遥丸"，正文作"逍遥散"，从正文改。目录为"坤髓膏"，正文作"坤髓丹"，从目录改。目录为"长春广嗣丹"，正文作"广嗣丹"，因方药组成与《医方考》长春广嗣丹不同，故从正文改。

7. 书中"症""证"不分，全用"症"，据文义予以纠正。如虚症→虚证、热症→热证等。

8. 对与文义有关的文字出入，给出校注；对于错别字、通假字改正，不出校注。

尤悔厂侗[1] 赠何嗣宗诗

● 【原文】

法善有一镜，能照人幽独[2]，双田守寸间，微瑕不能伏，当时见者称神奇，佥[3]曰不羡君平卜。谁道三江[4]一自宗，更自神医有神目。惭余按剑[5]遭坎坷，无端又被二竖[6]磨，与君倾盖[7]未眉语[8]，谈笑为余起沉疴[9]。试今把盏东窗下，象板[10]鸾笙[11]发笑歌。畴[12]夜病中君未至，绛烛一枝光如二，纱窗隔眼[13]知几行，枕内敲砧[14]心似醉（何时希按：描写目眩耳鸣诸症状，曲曲如绘）。拍手呵呵笑语声，长衫巨履何先生，遍传三界[15]医王诀，不带传人[16]肘后经，别有神针回磨蚁（何时希按：心慌不定之病象。自宗公[17]殆又工针术），吾侪[18]空自有青萍[19]。先生便便腹[20]，十指调玉烛[21]。能啖逸少鹅[22]，勿羡（何时希按：原缺二字）粟，不弃张子尊[23]，也食长公肉[24]，不用齐王鸡[25]，陶公秫[26]自熟。痛饮白堕[27]杯，善听巴人[28]曲。独慕西施乳[29]，肯把广寒玉（何时希按：当时远地聘医，必盛设酒食，以为款待）。扶杖[30]载车人，纷纷拥如簇。杏花开也未，黄雀[31]争相逐。百万指挥刘毅[32]手，平生不喻[33]眉头皱。襟期[34]洒落[35]高羲皇[36]，回头卢扁[37]瞠乎后[38]。惭余徒剥胡桃皮，寸笺[39]尺幅[40]不尽之，余亦安能[41]赘[42]一辞？

● 【校注】

[1]尤悔厂（ān 安）侗：即尤侗（1618—1704），字展成，号悔庵，晚号良斋、西堂老人、鹤栖老人等，苏州府长洲（今江苏省苏州市）人。明末清初著名诗人、戏曲家，曾被顺治誉为"真才子"，康熙誉为"老名士"。于康熙十八年（1679）参与修《明史》。著有《西堂全集》。厂，同"庵"，多用于人名。

［2］幽独：静寂孤独。

［3］佥（qiān 签）：大家，众人。

［4］三江：古代各地众多水道的总称。《国语·越语上》韦昭注，以吴江、钱塘江、浦阳江为三江。

［5］按剑：即以手抚剑，预示击剑之势。典出《史记·邹阳列传》："臣闻明月之珠，夜光之璧，以暗投人于道路，人无不按剑相眄者。何则？无因而至前也。"

［6］二竖：病魔。语出《左传·成公十年》："公疾病，求医于秦。秦伯使医缓为之。未至，公梦疾为二竖子，曰：'彼良医也，惧伤我，焉逃之？'其一曰：'居肓之上，膏之下，若我何？'医至，曰：'疾不可为也。在肓之上，膏之下，攻之不可，达之不及，药不至焉，不可为也。'"竖，小孩。

［7］倾盖：途中相遇，停车交谈，车上的伞盖靠在一起。形容一见如故。

［8］眉语：指用眉的舒敛来传情示意。

［9］沉疴：久治不愈的病。

［10］象板：指象牙制成的拍板。宋·柳永《瑞鹧鸪》："动象板声声，怨思难任。"

［11］鸾笙：笙的美称。宋·张元干《好事近》："瑶池清夜宴群仙，鸾笙未吹彻。"

［12］畴：以前，从前。

［13］隔眼：窗子眼。

［14］砧：捣衣石。

［15］三界：佛教术语。指众生轮回的欲界、色界和无色界。

［16］俦（chóu 愁）人：指常人、一般人。

［17］自宗公：自宗、嗣宗均为何炫别号。

［18］侪（chái 柴）：同辈。

［19］青萍：宝剑名。

［20］便便腹：形容肚子肥满。《后汉书·文苑列传上·边韶》："边孝先，腹便便。懒读书，但欲眠。"

〔21〕玉烛：乐律名。《旧唐书·音乐志三》："黄钟既陈玉烛，红粒方殷稔岁。"

〔22〕逸少鹅：王羲之爱鹅。典出《晋书·王羲之传》："性爱鹅……又山阴有一道士，养好鹅，羲之往观焉，意甚悦，固求市之。道士云：'为写《道德经》，当举群相赠耳。'羲之欣然写毕，笼鹅而归，甚以为乐。"

〔23〕张子莼（chún 纯）：典出《晋书·张翰传》："翰因见秋风起，乃思吴中菰菜、莼羹、鲈鱼脍，曰：'人生贵得适志，何能羁宦数千里以要名爵乎！'遂命驾而归。"莼，同"蒓"，莲科，多年生草本水生植物，可食，味鲜美。

〔24〕长公肉：东坡肉，又称红烧肉，江南地区汉族传统名菜，属浙菜系，以猪肉为主要食材。菜品薄皮嫩肉，色泽红亮，味醇汁浓，酥烂而形不碎，香糯而不腻口。长公，指苏轼，因其诗文浑涵光芒，雄视百代，当时尊之为"长公"。

〔25〕齐王鸡：齐王喜食鸡脚。《吕氏春秋·卷四》："善学者，若齐王之食鸡也，必食其跖数千而后足。虽不足，犹若有跖。"

〔26〕陶公秫：陶潜种的高粱。典出《宋书·隐逸列传·陶潜》："陶潜，字渊明……性嗜酒，而家贫不能恒得……公田悉令吏种秫稻，妻子固请种粳，乃使二顷五十亩种秫，五十亩种粳。"陶公，指陶潜。秫，高粱。

〔27〕白堕（duò 跺）：一位善酿者的名字，后代指美酒。北魏·杨衒之《洛阳伽蓝记·法云寺》："河东人刘白堕善能酿酒。季夏六月，时暑赫晞，以罂贮酒，暴于日中。经一旬，其酒不动，饮之香美而醉，经月不醒。"

〔28〕巴人：古巴国人。古大致以今重庆为中心，西达四川东部，东达湖北西部，北达陕南，南及黔中和湘西地区，通称为巴国。

〔29〕西施乳：河豚腹中肥白的膏状物。宋·赵彦卫《云麓漫钞·卷五》："河豚腹胀而斑状甚丑，腹中有白曰讷，有肝曰脂，讷最甘肥，吴人甚珍之，目为西施乳。"

〔30〕扶杖：支撑着拐杖。

〔31〕黄雀：鸟名。雄鸟上体浅黄绿色，腹部白色而腰部稍黄。雌鸟上体微黄有暗褐条纹。鸣声清脆，饲养为观赏鸟。

［32］刘毅：字希乐，小字盘龙，沛国沛县（今属江苏沛县）人，东晋末年北府兵将领。

［33］喻：知道。

［34］襟期：心胸，志趣。

［35］洒落：洒脱。

［36］羲皇：指伏羲氏。

［37］卢扁：即古代名医扁鹊。因家于卢国，故又名"卢扁"。

［38］瞠乎后：在后面干瞪眼，想赶而赶不上。

［39］寸笺：简短的书信。

［40］尺幅：指小幅的纸或绢。

［41］安能：怎么能。

［42］赘：增加。

目录

一、虚劳总论

● 【原文】

虚劳之证，无外邪相干，皆由内伤脏腑所致。如酒伤肺，湿热熏蒸，则肺阴消烁；色伤肾，精室空虚，则相火无制；思虑伤心，神伤血耗，则火易上炎；劳倦伤脾，最能生热，热则内伐真阴；忿怒伤肝，郁怒则肝火内烁而灼血，大怒则肝火上冲而吐血。此五者，皆能劳其精血。《道经》[1]云：涕、唾、精、津、汗、血、液，七般灵物皆属阴[2]。阴虚则内热生，而成虚劳之证矣。大约酒色成劳者多，然有童子亦患此者，则由于先天禀受之不足，而禀于母者尤多。其师尼[3]、寡妇、室女[4]，思欲不遂，气血郁结，以致寒热如疟，朝凉暮热，饮食不思，经期不准，或闭绝不行，成此病甚多，多由郁火所蒸于内而致。

● 【校注】

[1] 道经：此处指道家经典著作。

[2] 涕……皆属阴：语本《道藏·正统道藏洞真部·紫阳真人悟真篇》："涕、唾、精、津、气、血、液，七般物色总皆阴。"

[3] 师尼：又称尼师。对尼姑的敬称。《资治通鉴·后唐庄宗同光二年》："宝货山积，唯用写佛经，施尼师而已。"

[4] 室女：旧指没有出嫁的女子。

● 【评析】

虚劳一证总由脏腑内伤所致，且以五脏虚损为主。从所列肺阴消烁、肾精空虚、心神血耗等病理变化来看，五脏阴精亏损是为虚劳产生之根本。再从所述肺伤热蒸、相火无制、心火上炎、脾伤生热、肝伤火烁等病机看，阴精亏损，火热由生，更伤阴液，这是虚劳形成的重要环节。之所以产生这些病变，与先天不足、贪图酒色、思虑太过等因素有关。这亦是本书对虚劳概念的认定，此与现代《中医内科学》认为虚劳是脏腑亏损，元气虚弱，久虚不复的证候之说法虽有相同之处，但本书所说虚劳证候重在五脏阴精的虚损与虚火内扰。可见，何嗣宗对虚劳的认识有其独特之处。

联系现代临床，诸多慢性疾病，如慢性阻塞性肺疾病、肺结核病、高血压病、糖尿病、冠心病、肝硬化、恶性肿瘤、妇女月经不调等，均可表现为脏腑阴精亏虚，夹有邪热内扰等虚劳证候。

● **【原文】**

方书之言虚劳，皆曰气虚、血虚、阴虚、阳虚，混同论治，是以学者漫无指归[1]。不知气虚者，面白无神，言语轻微，四肢无力，脉来无神；阳虚者，体冷畏寒，手足逆冷，溺精脾泄[2]，脉沉小迟，可投温补。故谓虚劳之能服参芪者，为可治，气虚、阳虚也。虚劳之不能服参芪不受补者，为不可治，血虚、阴虚之证也。虽血脱者，有补气之说，此指暴卒失血，素非血虚之人，如新产之证，非所论于因火燥致虚之证。

● **【校注】**

[1] 指归：主旨，意向。《三国志·吴志·诸葛瑾传》："与权谈说谏喻，未尝切愕，微见风彩，粗陈指归，如有未合，则舍而及他。"

[2] 脾泄：病证名。指饮食或寒湿伤脾，引致脾虚泄泻。《难经·五十七难》："脾泄者，腹胀满，泄注，食即呕吐逆。"

● **【评析】**

虚劳一证，首分阴阳，属阳气虚者，以面色㿠白、精神萎靡、畏寒肢冷为主症，可用温阳补气法治疗，人参、黄芪为常用之药。本书所论虚劳重在精、血的虚损，属阴虚，且此种慢性虚损多夹有虚火、邪热，由于病程日久，火燥使阴精益亏。这一虚劳的病理变化，与当今所说虚劳有阴虚、阳虚、阴阳两虚，或气虚、血虚、气血两虚等有不同之处。一般认为，阳虚可以急固，阴虚只能从缓调补，欲速则不达，尤其是夹有火热者，切不可用温补阳气之品，故谓"服参芪不受补"。"不可治"是指复杂难治之义。

● 【原文】

其致火之燥血者，系水虚无以制之也。故经曰：一水不能胜五火[1]。五火者，五志之火也；一水者，肾中真阴之水也，即精也。人生全盛之数，前后止二十余年！故丹溪引日月之盈亏，以为阳常有余，阴常不足[2]。王节斋[3]亦以阴虚成病者，十之八九；阳虚成病者，百无一二。盖以节欲者少，纵欲者多耳[4]。

● 【校注】

[1]一水不能胜五火：语出《素问·解精微论》："夫一水不胜五火。"

[2]阳常有余，阴常不足：语本《格致余论·阳有余阴不足论》："人受天地之气以生，天之阳气为气，地之阴气为血。故气常有余，血常不足。"

[3]王节斋：王纶（15世纪中至16世纪初），字汝言，号节斋。明代官吏兼医家。慈溪人。他根据古代本草以及张洁古、朱丹溪、李东垣等名医著作，删筛编纂而成《本草集要》；另将朱、李学说集合起来，加上个人经验，编成《明医杂著》（撰于1502年）。他的著作对薛己等有一定影响。

[4]阴虚……多耳：语本《明医杂著·卷一·补阴丸论》："况节欲者少，过欲者多……但世之人火旺致病者十居八九，火衰成疾者百无二三。"

● 【评析】

阴虚则火旺，如何治疗？据五行制约规律，水能制火，故有用"壮水之主，以制阳光"的治法来治疗阴虚火旺证。因五行中肾属水，肾阴、肾阳又是人体阴阳之根本，故水之主，非肾莫属，然五脏阴虚，皆可生火，由此来看，一水要制五火，确有难以胜任之嫌，故在虚劳证中表现为阴虚内热者较多。另外，古代人均寿命较短，病人以青壮年为多，阳气较旺，易使火动，如再加纵欲，更伤肾精，故阴虚成病尤多。

● 【原文】

　　夫人但知纵欲精劳，孰知阴精日损，饮食无味，转劳转虚，脉从内变，色不外华。其为病也，在肾则为腰脊腿胫酸软或攸隐[1]而痛，为骨蒸内热盗汗或至夜发热，为遍身骨酸或痛如折，为梦遗自汗滑泄，或为耳鸣足软心热。在心则为惊悸怔忡，为掌中干热，为虚烦无寐或梦魇[2]不安，为口苦舌干或口苦糜烂。在肺则为咳嗽多痰，为胸满气逆或喘息促急，为两颧红若胭脂，为鼻中气如火焚，为咳血衄血，甚则吐涎如白沫，一边不能睡，咽痛喉烂，声嘶音哑。在肝则为寒热如疟，为颈项瘰疬，为胁肋作痛作胀，为两目或涩或痛，为头晕眼花，为多怒，为吐血。在脾则为饮食少思，恶心呕吐，为胀满腹痛，食不消化，为肠鸣泄泻，肌肉消瘦。皆为五脏虚劳之本症。

　　经云：治病必求其本[3]。须审其因，何经受损，何脏受伤？如因于色者，则知其伤在肾，纵有他经现症，亦当以补肾为主，而兼治他经之症。其因于酒者，又当以清肺为先。标本既审，而病之传变，尤宜熟察。如肾传心，心传肺，五脏相传，每侮而乘之，谓之贼克，大凶之兆。经云：诸病以次相传者死[4]。为五脏克遍也。经云：七传者死[5]。诸病始于肾，而脾又传肾，谓六经已遍，一脏不可再伤也。如肾病必不传心，而传肺，此间一脏，以子病及母也。肾病不传心、肺而传肝，此间二脏，以母病及子也。如肾病不传心、肺、肝而传脾，此间三脏，而传于己之所不胜，所谓轻而侮之也。传乘不明，岂能治病！

● 【校注】

　　[1] 攸隐：隐隐。攸，远。隐，藏匿。

　　[2] 梦魇：在梦中仿佛看见或遇到可怕的事情而惊叫、呻吟。魇，从鬼，厌声。指梦中遇可怕的事而呻吟、惊叫。《说文解字》："魇，梦惊也。"《类篇》："眠不祥也。"

　　[3] 治病必求其本：语出《素问·阴阳应象大论》："阴阳者，天地之道也，万物之纲纪，变化之父母，生杀之本始，神明之府也，治病必求于本。"

　　[4] 诸病以次相传者死：语出《素问·标本病传论》："诸病以次相传，如是者，皆有死期，不可刺。"

[5]七传者死：语出《难经·五十三难》："经言七传者死，间脏者生，何谓也？然：七传者，传其所胜也。"

● 【评析】

对五脏阴虚内热的症状论述甚详，如在肾，以腰腿酸软、骨痛、梦遗、耳鸣等症为主；在心，以惊悸怔忡、虚烦不寐、口苦舌干或口苦糜烂等症为主；在肺，则以咳嗽多痰、喘息促急不得卧、咳血衄血等症为主；在肝，则以寒热如疟、胁肋痛胀、头晕眼花、目涩、易怒等症为主；在脾，则为饮食少思、恶心呕吐、腹胀满隐痛、食不消化、肌肉消瘦等为主症。并以此来辨别何脏受病。然临证要注意，每有二脏或三脏同病出现，此时当辨明以何脏虚损为主，一方面从症状表现的主次来辨，另一方面可从病因入手，来辨主要受病的脏腑，主病者为本，次病者为标，治病当求其本。

此外，还要从五脏所配属的五行生克关系方面来分析五脏疾病的互相影响和传变。由于五脏五行是在不断相生、相克的运动中维持着协调平衡的，一旦在病理情况下，这种协调平衡被破坏，就会出现五脏五行之间的相乘和相侮。若五脏循五行相克次序发生克制太过，就会出现相乘的传变，如肾传心，此循水克火；心传肺，循火克金；肺传肝，循金克木；肝传脾，循木克土；脾又传肾，循土克水，即所谓"五脏克遍也"，这种情况出现，说明人体抗病能力很差，一脏之病，五脏皆受累，所以是"大凶之兆"。临床上又有五脏病变不按五行相克次序而发生传变，如肾病传肺，即间隔一脏心，然肾与肺有五行相生关系，即金生水，故肺金为母，肾水为子，此种传变是为子病及母。同理，肾病传肝，此间隔心、肺二脏，而肾与肝亦是相生关系，即水生木，所以肾水为母，肝木为子，此即母病及子。这两种情况是非常容易发生的，如肺病日久，肾水亦亏；肝病发生，乃根于肾水不足等。至于肾与脾，原本土克水，但是当肾水太强时，或脾土太弱时，反而受到肾水的反克，即反侮，于是发生了肾病轻而易举地传于自己所不胜的脾，临床上脾肾同病是常见的病况。由此种种病情，其产生的根源都与五脏之间原有的相互资生、相互制约关系的打破有关，如不明白这些五脏之间的生理、病理关系是无法治病的。

二、调治七误

【原文】

世医不知阴虚者多，每气血、阴阳模糊调治，岂不误哉？试言之，其误有七。

1. 引火归原之误

命门之龙火，谓之真阳。如果衰弱，肾中阴火盛龙火，不能安其位，浮越于上，而为上焦假热，面赤烦躁，口渴；甚者，舌苔但滑，口虽渴，而不欲饮水，苔虽有而必滑，小便清长，足冷过膝，其脉右尺必沉小而迟，或浮大无根，此阴盛于下，阳逼于上之假症。如夏至一阴生，水底冷而天上热，此正宜八味丸之属，引之归原。如冬至一阳生，复水暖而龙归大海也。至若虚劳症，是因肾水真阴虚极，水不摄火，火因炎上，而致面赤唇红，口鼻出血，齿痛齿动齿衄，种种上焦虚热之症，虽亦龙火上炎，与浮阳上越不同，纵有下部虚寒足冷，此因虚火上升所致，非真阳衰而然。故小便必黄赤，脉必带数，有内热的症之可据，设误用引火归原之法，是抱薪救火，上焦愈热，而咳嗽喘逆、烦躁燥渴、咽痛喉烂，诸症至矣。

【评析】

此乃告诫不要将阴虚火旺证当作阴盛格阳证，而误用引火归原法治疗。为何会误治？因为两者均可见面赤、烦躁、口渴而不欲饮、下部足冷等症，临床须仔细辨别。阴盛格阳证实属阳衰阴盛，虚阳外越的真寒假热证，其本质是肾阳虚衰。肾阳亦即命门之火，《难经·三十九难》说："其左为肾，右为命门，命门者，诸精神之所舍也……其气与肾通。"于是有左尺脉候肾、右尺脉候命门之说，故文中说："其脉右尺必沉小而迟，或浮大无根。"除脉象呈命门火衰外，还可见疲惫乏力、腰膝冷痛，形寒肢冷，下肢尤甚，即足冷过膝，小便清长、舌淡、舌苔白滑等肾阳虚证状。由于阳衰，阴寒内盛，格阳于外，故见面赤以颧红为主、烦躁、口渴但不欲饮、脉浮大而无根等阳气浮越的假热证状。治当温肾散寒，引火归原，用八味丸，即肾气丸之属。

虚劳阴虚火旺证是因肾阴亏虚，水亏不能制火，而相火妄动所致。临床上一方面可见内热，或五心烦热、眩晕、耳鸣、腰膝酸软、遗精、舌红少津、脉细数等肾阴虚证状，另一方面可见面赤唇红、烦躁、齿痛、小便黄赤等火旺症，甚则见齿衄、鼻衄等血热妄行症。治当滋肾阴、清虚火，可用六味地黄丸之属。若误用引火归原法，则内火得温药相助而越盛，阴液因火灼而越亏，从而使变证蜂起。

至于下部足冷，可见于阴虚盛极，阴不恋阳，即"虚火上升"，阴阳不相维系的证候，此时要注意阴损及阳，阴阳两虚证的发生。口渴不欲饮，在上述两证中均可见到，但病机不一，在阴盛格阳证中，因浮阳上越，但阴液不亏，故虽口渴而不欲饮水；在阴虚火旺证中，因阴精亏损，而不是单纯的津亏，喝水已不能解渴，故病人往往但欲漱水而不欲咽，治当填补阴精。

● 【原文】

2. 理中温补之误

如果虚寒，腹痛绵绵，痛无增减，喜热饮食，虚寒泄泻，水谷不化，而澄澈[1]清冷，必有虚寒之症脉[2]可凭，然后用之有效。今人一见腹胀腹痛、食不消化、肠鸣泄泻等症，便认为寒热虚证[3]，而投以白术之香燥，又济以干姜之辛热，不知虚劳患在伤阴，再补其阳，则阳愈亢，而阴愈竭，是促之也。更有见其胀满泄泻，遂引经文：清气在下则飧泄[4]，浊气在上则膹胀[5]，而用补中益气以升清降浊，误施升、柴，反促阴火上逆，以致咳嗽增、吐衄至而危亡矣。

● 【校注】

[1] 澄澈：水清见底。

[2] 症脉：《槐庐丛书》行素草堂版作"脉症"。

［3］寒热虚证：《槐庐丛书》行素草堂版作"虚寒"。

［4］飧泄：指泄泻完谷不化。

［5］清气……膜胀：语出《素问·阴阳应象大论》："清气在下，则生飧泄；浊气在上，则生膜胀。"

● 【评析】

这是告诫医者不要一见腹满泄泻，就认为是脾胃虚寒，而投温中升提之剂，要考虑有阴虚所致者。理中汤出自《伤寒论》，其温中散寒，主治脾胃虚寒所致的腹满下利。腹满泄泻确是脾失健运的主症之一，然脾运失司的原因有多种，除了脾胃虚寒这一常见病机外，亦可因阴虚所致，如脾阴亏虚，或肾阴虚导致脾虚，或肺阴虚累及脾虚，或肝阴虚犯脾所致等等。凡此种种，临床辨别时要注意阴虚所致的腹满，大便次数增多且不成形，食不消化，一般不伴有阳虚寒象，如无腹部冷痛、喜热饮食、下利清稀完谷不化等症，而伴有一些阴虚证象，如烦热、盗汗、口渴、舌红、苔少津，甚则苔少光剥、脉细数等症。

如不辨明阴虚所致脾虚的种种病机，而误用理中等温燥之剂，则更伤阴液，促病发展。至于误用升麻、柴胡，导致咳嗽加剧，出现咯血、衄血，这可能是肺阴虚，素有郁火，用升提药后，肺气上逆，郁火上犯，而使疾病加剧。

● 【原文】

3. 参芪助火之误

夫肺脉[1]按之而虚，脉不数，肺中无热，参、芪可受，故有土旺金生，勿拘保肺之说。而今火已灼金矣，而咳矣。火蒸津[2]液，而化为浓痰矣，君相亢甚，而血随上逆矣，犹引无阳则阴无以生，虚火可补，参、芪之属如富贵之家大剂投之，因之阳火愈亢，而金益伤矣。

● 【校注】

［1］脉：原作"金"，据《槐庐丛书》行素草堂版改。

● 【评析】

这是提示用人参、黄芪培土生金时，需确诊肺中无热。人参、黄芪是健脾补中的要药，即使病在肺，培土生金法亦为临床常用，然两药虽性味甘、平、微温，总以补气升阳见长，大凡内有实热火炎者，用之当慎，恐助阳热更甚，火灼阴液尤亏，于病不利。肺中有热，临证多见咳嗽、痰浓稠，或伴气逆血热而见咯血、鼻衄。

● 【原文】

4.苦寒泄火之误

实火为病，可以苦寒折之。然须热去即止，不可过用。虚火阴亏，岂知、柏苦寒之剂所可清，非唯不能清火热，抑且有损真阴[1]，徒败胃气，食少泄多，将何疗治？甚者，见其大便燥结，则用硝黄以通之。不知肾主二便，更主五液[2]，肾之精液既亏，自然不能濡润，滋其阴，润其燥，而便自通，彼既阴虚之症，岂能胜硝黄之攻伐乎？故士材[3]之论：人徒从其温补，岂知其深戒苦寒之不可妄用也。

● 【校注】

[1]阴：《槐庐丛书》行素草堂版作"阳"。

[2]五液：五脏所化生的液体。即汗、涕、泪、涎、唾。《素问·宣明五气》："五脏化液：心为汗，肺为涕，肝为泪，脾为涎，肾为唾，是为五液。"

[3]士材：李中梓（1588—1655），字士材，号念莪。明末著名医家。华亭（今上海市松江）人。著有《内经知要》《医宗必读》《伤寒括要》《颐生微论》《士材三书》《雷公炮炙药性解》等书。所著诸书，多能通俗易懂，在中医学的普及方面做出较大贡献。在医理上，他主张脾肾并重，结合临床实际而施治，并注重扶正气。

● 【评析】

此乃提示阴虚火热证治当滋阴润燥为主，不可过用苦寒泄火药。众所周知，知母、黄柏、大黄等苦寒之品，清热泻火去实作用显著，然苦寒药有伤脾败胃之虞，需谨慎使用。阴虚火旺证，虽有火热之症，但与阴虚相关，只有阴液长才能制约阳热，徒清热攻伐罔效，反伤正气，一旦造成脾胃虚损，出现纳呆、泄泻，反而给治疗增加麻烦。因此阴虚火热证的治疗宜滋阴润燥为主，适当配以清热泻火可增强疗效，但需中病即止，不可过用。

● 【原文】

5. 二陈消痰之误

脾痰为湿痰，滑而易出，或稀如饮水，湿者燥之，半夏为正治之药。若阴水不足，阴火上升，肺受火侮，不得清肃下行，由是津液凝浊，不生血而生痰，此当以润剂滋其阴，使上逆之火得返其宅而熄焉，则痰自清矣。二陈岂可轻用哉？

● 【评析】

此乃告诫对于阴虚火升凝痰者，不可妄用二陈汤。二陈汤出自《太平惠民和剂局方》，方用半夏、陈皮、茯苓、甘草等药，有燥湿化痰、理气和中之功，对于因脾失健运，痰从湿生者尤适。对于阴虚者，或为肾阴虚，或为肺肾阴虚，由于阴亏不能制阳，虚火上炎，肺受火灼，失于清肃，而致津凝痰生者，如误用二陈汤，则方中半夏、陈皮等温燥之品将更伤阴液，助火灼肺，因此千万不可轻用。而应治以滋阴润燥，使虚火得降，肺气清肃，则不治痰而痰自清。

因此，临床辨证正确十分重要，阴虚火炎咯痰大多表现为咽干，咳痰不畅，痰稠黏，色黄或黄白相间，可伴有身热、盗汗、舌红、苔少津或苔剥、脉细数等症。

6. 辛剂发散之误

世之真阴虚而发热者，十之六七，亦与外感无异。火热上冲，则头胀微痛；火升壅肺，则有鼻塞；阴虚阳陷，则洒淅[1]恶寒；阴虚阳无所附，则浮越肌表发热。但其发热必在午后，先洒淅恶寒，少顷发热，至鸡鸣寅卯时分，出盗汗而身凉；或无微汗，而但午后发热，必现前列肾虚诸症，或兼唇红颧赤，口渴烦躁，六脉弦数，或虚数无力，此宜大剂保阴煎、六味丸之属以补阴。若认作外感，而用风药以表散之，则魄汗[2]淋漓，诸症蜂起。或有失血之人，表之无汗，所谓夺血者无汗也；再强发汗，血必从耳目口鼻中出，为下厥上竭之症，难治矣。今人一见发热，便用表散，更以为邪尚未清，禁其饮食，以致胃气馁败[3]，至于不起，能不寒心？

【校注】

[1] 洒淅：寒颤貌。《素问·刺疟》："足阳明之疟，令人先寒，洒淅洒淅，寒甚久乃热。"

[2] 魄汗："肺藏魄"，外与皮毛相合，汗液由皮表透发，和肺气有关，故称为"魄汗"。

[3] 馁败：鱼肉等腐烂变质。此处引申为胃气败坏。

【评析】

这是告诫医者不能将阴虚发热认作外感发热而误用辛散发表之剂。阴虚发热属内伤发热，虽发热一症与外感发热相似，但若仔细辨证，两者是有不同的。首先，阴虚发热多发生在午后，入夜尤甚，至翌日晨间出盗汗而热退身凉，至午后热再发，如此往复。而外感发热无定时，发热虽可因汗出而稍退，但只要病邪不去，则发热不退。其二，阴虚发热一般不伴恶寒，如阳气亦虚，可见恶寒，添加衣被可缓解。而外感发热初起恶寒重，且发热、恶寒同时存在，即使添加衣被亦不减，待病邪入里，则但热不寒，或往来寒热。其三，阴虚发热多伴有其他阴虚证，如唇红颧赤、口渴烦躁、六脉弦数或虚数无力。如外感发热，初起多伴有头痛、项强、身疼痛、脉浮数。阴虚发热可用保阴煎、六味丸之属以补阴治疗。外感发热表证未解，宜用辛散药物以解表发汗治疗。

若将阴虚发热，尤其是伴有恶寒、头胀痛、鼻塞等类似表证症状的患者，误认作外感病，而用风药以表散治之，可因汗出过多而损伤人体阳气和阴液，致变证迭起。或原有阴虚失血的病人，虽误用发表，但不汗出，此乃汗为津液所化，津液是血的主要组成部分的缘故，所谓"夺血者无汗"，此句出自《灵枢·营卫生会》，意即对失血者，勿再发其汗，如强发汗，则可能导致出血，血或从耳目，或从口鼻中出，且伴有肢厥、脉沉微，这种情况十分危急，提示阴阳两竭，正如《伤寒论》294条所说"是名下厥上竭，为难治"。此外，更有不仅误用解表发散，见发热不退，以为邪尚未清，还禁其饮食，以致正虚加重，胃气馁败，最终不治。诸如此类误治，作为医者是有愧的，定要杜绝，这亦是何嗣宗谆谆告诫的用意所在。

● 【原文】

7. 疗治过时之误

上古治未病，如劳神者当养其心，劳倦者当补其脾，多怒者当滋其肝血，多饮者当清其肺热，好色者当补其肾水，及病之方萌，即为救补。今人以内热之症忽易[1]，虚证渐见，犹不求治，自恃饮食起居如常，全不加意，迨至病日深而后求治，亦已晚矣。

● 【校注】

[1] 忽易：忽视，忽略。

● 【评析】

此乃提倡医者要治未病，并告诫人们有病要早治。治未病的涵义有多方面。首先是未发病时要防病，如何入手？可根据患者脏腑亏损的先兆，或嗜好偏损来调理，以增强抗病能力。其次是已病要防变，大凡疾病初起多为实证，日久转为虚证，如阴虚劳损病，初期多表现为内热证，如不及时治疗，则病深重而难治，预后不良。

三、调治三要

● 【原文】

盖治之甚难，有三大要焉。

1. 补肾水

一曰补肾水。夫肾主水，受五脏六腑之精而藏之，五液皆归于精，而五精皆通统于肾。肾有精室，是曰命门，精藏于此，气化于此，精即阴中之水也，气即阴中之火也，故命之曰水火，为十二脏之化源。心赖之，君主以明；肺赖之，治节以行；脾胃赖之，济仓廪[1]之富；肝胆赖之，资谋略之机；膀胱赖之，则三焦气化；大小肠赖之，则传道自分。故水火之功，缺一不可。

● 【校注】

[1] 仓廪：贮藏米谷的仓库。《礼记·月令》："季春之月……命有司发仓廪，赐贫穷，振乏绝。"

● 【评析】

因精气亏损所致的虚劳证候，其治疗有三大要点。一是补肾水，即补肾。《素问·上古天真论》说："肾者主水，受五脏六腑之精而藏之。"肾中精气的生理效应可概括为肾阴和肾阳，以及其对各脏腑的作用，起着滋养、濡润作用的为肾阴，起着推动、温煦作用的为肾阳，肾阴、肾阳是机体各脏阴阳的根本，两者相互制约、相互依存、相互为用，维护各脏阴阳的相对平衡。肾主水，是指肾中精气的气化功能，对体内津液的输布、排泄起着重要作用。由此可见，五脏六腑功能的维系，均离不开肾阴、肾阳的支撑，因此，在病理情况下，补肾就显得尤为重要而不可或缺。

● 【原文】

然火不畏其衰，水则畏其少。王节斋云：少年肾水正旺，似不必补，然施泄过多，岂能充满？中年欲心虽减，然少年斲丧[2]既多，焉能复实？及至老年天真渐绝，只有孤阳[1]。凡人自少至老，所生疾病，大半由于真阴不足。即童子禀赋薄弱者，幼即填补，亦有可复之天。所以补阴之药，人生一日不可缺，况虚劳之因入房而得者乎？故保阴、六味、左归之属，皆甘寒滋水添精之品，补阴以配阳，正所谓壮水之主，以制阳光。滋其阴则火自降，譬之残灯火焰，添油则焰光自小也。然须制火之剂，长久服之。盖益阴之药，必无旦夕之效，以阴无速补之法也。

● 【校注】

[1] 少年……孤阳：语本《明医杂著·卷一·补阴丸论》："少年肾水正旺，似不必补，然欲心正炽，妄用太过，至于中年，欲心虽减，然少年所丧既多，焉得复实？及至老年，天真渐绝，只有孤阳，故补阴之药，自少至老，不可缺也。"

[2] 斲（zhuó 浊）丧：伤害。此处指沉溺酒色，损伤身体。

● 【评析】

肾阴、肾阳是人体之根本，然人的一生中，由于不节房劳，或疾病缠绕，或年老体衰，肾阴更易受到伤伐，阴亏不纠则阳亢，补阴则可制阳，而阴液亏损难以速补，因此主张填补真阴需及时、持久。补阴之剂如保阴煎、六味地黄丸、左归丸等。

● 【原文】

若因于酒者，清金润燥为主，而保阴之属，仍不可废。何则？好饮之人，仍有不患虚劳者，以肾水不虚也；虚则心寡[1]于畏[2]，而复灼久伤之，肺焉得不病？盖补北方，正所以泻南方，而救肺也。因于思虑者，清心养血为主，而保阴之属仍不可缺，所谓水壮而火熄，勿亟亟[3]于泻心是也。因于劳倦者，培补脾阴为主，而佐以保阴之剂。经云：有所远行劳倦，逢大热而渴。渴则阳气内伐，内伐则热舍于肾[4]。故知劳倦伤肾脾，内热者必及于肾也。若忿怒伤肝动血，保阴、六味为正治之品。盖水旺则龙火不炎，而雷火亦不炎，乃肾肝同治之法也。

● **【校注】**

[1]寡：缺少。

[2]畏：敬畏。此处指正常的克制关系。

[3]亟亟：急迫。

[4]有所……于肾：语出《素问·痿论》："有所远行劳倦，逢大热而渴，渴则阳气内伐，内伐则热舍于肾。"

● **【评析】**

五脏虚损病变，当根据各脏的病因病机来辨治，如酒伤肺者，治宜清肺润燥；思伤心者，当清心养血；劳倦伤脾者，以培补脾阴，但各脏在治疗的同时，均需辅以补肾阴，方中佐用保阴煎、六味地黄丸等，其理即如上述，肾阴是各脏之根本，各脏阴亏亦必损及肾阴。

● **【原文】**

2. 培脾土

二曰培脾土。脾胃为后天之本。经曰：安谷则昌。盖饮食多，自能生精血。虽有邪热，药得治之，久则火自降而阴自复。若脾胃一虚，则血不生，而阴不足以配阳。故越人[1]归重[2]脾胃，而言一损损于肺，皮聚而毛落；二损损于心，血脉不能荣养脏腑；三损损于脾，饮食不为肌肤；四损损于肝，筋缓不能自收持；五损损于肾，骨痿不能起于床[3]。从下而上者，过于脾则不治，至皮聚而毛落者死。自上而下者，过于胃则不治，至骨痿不能起于床者死。

● 【校注】

[1] 越人：指秦越人，即扁鹊（约生活于公元前 5 世纪）。战国时期杰出医家。渤海郡鄚（今河北省任丘县）人。医术精湛，尤精于脉诊，被推崇为我国脉学的倡导者。由于反对统治阶级的骄横无理和他们提倡的巫术，被秦太医令李醯妒忌杀害。在《史记》《战国策》里有他的传记和病案。《汉书·艺文志》载有《扁鹊内经》及《扁鹊外经》，均佚。现存《难经》一书，系后人托名秦越人的作品。

[2] 归重：推崇，重视。

[3] 一损……骨痿不能起于床：语出《难经·十四难》。

● 【评析】

二是培脾土。肾与脾，一为先天之本，一为后天之本，机体生命活动的持续和气血津液的生化，都有赖于脾胃运化的水谷精微，故脾胃为气血生化之源，肾中所藏的精气，亦需水谷之精气的不断培育和充养，如《素问·灵兰秘典论》说："脾胃者，仓廪之官，五味出焉。"一旦脾胃虚损，则气血无源，阴液不足则阳热亢盛。

《难经·十四难》论损至脉的病证。至脉的病由肾到肺，是从下向上传变的；损脉的病由肺到肾，是从上向下传变的。脾属土，位居于中，无论病由肾到肺，抑或由肺到肾传变，大凡传过于脾胃，病已不浅了，如五脏传遍，则是死证。鉴于脾胃的重要生理功能，及其在五脏中所处的关键位置，虚劳病证重视补脾是一点也不为过的。

● 【原文】

所以仲景治虚劳，唯用甘药以建立中气，以生血化精，为复虚劳之良法。又"精不足者，补之以味"之旨[1]，非独药也，五谷之味皆味也，补以味而节其劳，则渐有余矣。经云：阴阳形气俱不足者，调以甘药[2]。

[1] 旨：美味；美食。

[2] 阴阳……甘药：语出《灵枢·邪气脏腑病形》："阴阳形气俱不足，勿取以针，而调以甘药也。"

● 【评析】

脾虚证的治疗，可宗仲景建立中气法，主方小建中汤，方中桂枝配甘草，辛甘化阳；芍药配甘草，酸甘化阴；佐以生姜、大枣、饴糖，合为甘温之剂以恢复脾胃的健运功能。而且方中芍药量倍于桂枝，此一方面有阴中求阳之意，另一方面亦有阴阳双调之功。《金匮要略》中用以治疗虚劳里急、悸、衄、腹中痛、梦失精、四肢酸疼、手足烦热、咽干口燥等阴阳失调、寒热错杂证。此外，以五谷等食物调补，再加节劳减负，均是虚劳治疗之所必需。

● 【原文】

盖脾胃之强弱，关动五脏，况土强则金旺，金旺则水充。又当男子以脾胃为生长之本，女子以心脾为立命之根，故以此治虚劳者，无论何脏受伤，皆当以调养脾胃为主。

● 【评析】

从五行相生关系看，土生金，金生水，配属五脏可知，脾气强健，则肺之气阴旺盛，肺旺则肾中精气充盈。况无论男女，脾胃都是生长立命之根本。因此不管何脏虚损，调养脾胃总要顾及，不可忽视。

● 【原文】

3. 慎调摄

三日慎调摄。虚劳之因于酒色者固多，其因于忧思、郁怒者亦不少，如鳏寡僧尼、童男室女及不得意之人。必须消遣情怀，善于自解，非全仗草木之力者也。今之患此者，徒恃药力，不知屏[1]欲，间有知戒酒色而不能节劳逸，能节劳逸而于七情多难释。不知心有妄动，气随心散，气散不聚，精随气亡。故广成子[2]曰：必静必清，毋劳汝形，毋劳汝精，乃可长生[3]。主斯言可谓虚劳调摄之良法也。

● 【校注】

[1] 屏（bǐng 饼）：除去。

[2] 广成子：古代传说中的神仙。黄帝时期汝州人，居汝州崆峒山。传说中道教祖师化身之一，位居道教"十二金仙"之首。

[3] 必静……长生：语出《庄子·在宥》："广成子蹶然而起，曰：善哉问乎！来！吾语汝至道。至道之精，窈窈冥冥。至道之极，昏昏默默。无视无听，抱神以静，行将自正。必静必清，无劳汝形，无摇汝精，乃可以长生。"

● 【评析】

三是慎调摄。虚劳的成因众多，单靠药物治疗是不够的，还需养成良好的生活习惯，劳逸结合，抒情调志，才能有助于药力，使五脏条达，精气内存，早日康复。

● 【原文】

余观世人之患此者多，而保之者少，以病者治之不早，医者治之不善也。故特发明阴虚成病之因，次及方书之混列，更推其真阴真阳[1]之故，以及标本传乘并治之误，而终之以治要。其指归如是，非敢矫世之偏，实本诸先哲及先世之发明，余主[2]之经验，合之以为心传云尔！

● 【校注】

[1] 真阳：《槐庐丛书》行素草堂版作"易虚"。

［2］主：《槐庐丛书》行素草堂版作"生平"。

● 【评析】

　　何嗣宗撰写本书是缘于当时虚劳发病较多，而医者对此证认识不明，故误治频有，同时病人对此证重视不够，及到求医，病已深重。针对这种情况，何嗣宗继承祖辈的理念，结合自己的临床经验，而成就此书。并重申本书的要旨，即阐明虚劳的病因病机，保护真阴真阳的重要性，以及治疗原则、方法与三大要点，同时列出七种误治之由，并详述主治方剂以及加减变化，合为心传，以留后世。

四、脉法

● 【原文】

　　劳极诸虚，浮软微弱（虚证宜见虚脉为顺）。土败双弦（两手俱弦，木克土败。若左手脉细，右手浮大劲急，亦木克土败，而死可知）。火炎则数（劳证必带虚数，所以难治。若六脉皆六至以上者，必死）。骨蒸发热，脉数为虚（虚数二脉，是见本象）。热而涩小，必殒其躯（发热脉静，不可救药）。脉结为[1]代，亦死何疑！失血现芤，缓小可喜（身凉脉静易治），数大堪忧（身热脉大者难治）。

● 【校注】

　　[1] 为：《槐庐丛书》行素草堂版作"或"。

● 【评析】

　　虚劳证的脉象当见浮软、微弱，虚证见虚脉，提示脉证相合，病情为顺，预后较好。如脉虚而数，说明火热较盛，真阴易损，故难治。阴亏甚极，必损及阳，此时虽发热而脉涩小或结代，提示心气受损，预后不良。若见两手脉弦，说明肝阳亢盛，极易乘脾，如左手脉细，右手浮大劲急，提示肝木克脾，脾土衰败，预后不良。凡疾病过程中，邪去正虚，病退易治，如失血，发热渐退，脉由芤转小；反之，邪盛正虚，病进难治，如失血，发热不退，脉由芤转数大。正如《素问·脉要精微论》所说："大则病进。"

五、死候

● 【原文】

虚劳不能服参芪者，不受补者死。劳嗽[1]声哑者死。一边不能睡者死（皆肺败之征）。久泻及大肉去者死（脾败之征）。嗽不止而白血出者死（金受火刑，伤极则血竭于肺，乃为白沫、白涎、白液，涎沫虽白，实血所化，一谓白血浅红色，而似肉似肺者）。劳嗽久而咽痛无声，此为下传上；不嗽不疼，久而溺浊脱精，此为上传下，皆死。吐血若咳逆上气，脉数有热，不得卧者死。

● 【校注】

[1] 劳嗽：病证名，见《肘后备急方·卷三》。指久嗽成劳或劳极伤肺所致的咳嗽。

● 【评析】

虚劳咳嗽预后不良的临床表现，即原文所说死证，主要有三种情况。

一是肺败，即肺之气阴两衰，而内有邪热火炎者，用人参、黄芪当慎，恐助阳而热更甚，火灼阴液尤亏，于病不利。肺气衰者，咳嗽喑哑。肺伤，呼吸不利，故一边不能睡。

二是脾气衰败，人体气血精微无从化生而枯竭，故见久泻、消瘦。

三是多脏同病，或是肝火犯肺，伤竭肺之阴血，症见咳嗽不止、咯血吐涎；或是肺肾精气皆亏，表现为久嗽咽痛无声、溺浊脱精等；或是心阳亏虚，肺不主气，脾不统血，可见喘逆不得平卧、下肢浮肿、久嗽吐血、脉细数无力等症。

六、虚劳所宜饮食药物及养生之法

● 【原文】

白花百合[1]汤、麦冬汤取其清肺止嗽。真玉霜露[2]取其消痰解热。人乳为补阴神品。童便为降火仙方。甘梨，生能消食火，蒸熟则滋阴。薏仁汤，肺热脾虚所当用。莲心芡实粥，遗精泄泻最宜求。扁豆枣仁汤，专补脾胃。桂圆汤，兼养心脾。猪脊髓、鳇鱼胶，填精益髓（同燕窝、鸡鸭诸物中爊[3]烂尤妙）。凤头白鸭、乌骨白鸡，补阴除蒸。猪肺煎白及末，保肺止血。

● 【校注】

[1] 白花百合：即中药百合。

[2] 真玉霜露：玉霜：秋霜，因其晶莹如玉，故称。《槐庐丛书》行素草堂版作"真玉露霜"。

[3] 爊（āo 凹）：古同"熬"，煮。

● 【评析】

一些食物，或药食两用之品，具有补阴、填精、润肺、健脾、清热、降火等功效，对虚劳证候的辅助治疗、日常保养、防病复发等，可起到很大的作用，只要选用得当，裨益良多。如百合、甘梨，适宜虚劳肺阴不足，夹有少许痰热而致肺气失于清肃者食用；薏苡仁、莲子、芡实、扁豆，均有健脾功效，且性平和，体虚纳少、泄泻者可食用；麦冬、枣仁、桂圆均可养心、脾，但麦冬微寒，清心润肺，养胃生津，桂圆温而补心安神，养血益脾。白及有收敛止血功效，配用猪肺，有以脏补脏之意，对肺痨（即肺结核咳血）有较好疗效。

猪脊髓、鳇鱼胶、凤头白鸭、乌骨白鸡、猪肺等均属血肉有情之品，体虚精亏者可酌情食用，但如脾运失健，纳呆、泄泻者当慎用，以免加重脾胃消化负担。人乳、童便，古时常用，现今少用，而以其他类同食物或药物取代。

● 【原文】

丸如：回生、六味、左归之属。膏如：清金、清宁、白凤、坤髓、集灵、卫生、琼玉之属。或间用汤液以治之。

如内热甚，或发寒热，则用保阴、六味；妇女或兼用逍遥。咳甚，用清金或兼嚼化。吐血，用仲淳[1]验方。心跳善惊，虚劳无寐，则用天王补心丹，或脾胃虚弱，兼用归脾。食少便泄，量用资生。果系干血痨症，审之的确，方可用大黄䗪虫丸之法。传尸[2]劳症，獭肝无疑也。

● 【校注】

[1] 仲淳：缪仲淳（1546—1627？），名希雍，号慕台，仲淳乃其字。明代著名医家。海虞（今江苏常熟）人，后迁金坛。在内、外、妇、儿等科临证上颇多心得，对《神农本草经》十分推崇。著有《本草经疏》《先醒斋医学广笔记》等书。缪氏深究药物炮制，谓汤、散、膏、液、丸之作用不同，药物随土地变性，用药当详察。其脾胃论观点、吐血治疗要法，至今对临床有指导价值。

[2] 传尸：病证名，首见于《中藏经·传尸论》。本谓"其尸气病人，而复致人死也"。五代以后主要指劳瘵。

● 【评析】

何嗣宗治疗虚劳有众多汤方药物，有些是历代医家的经典方、验方，如出自《金匮要略》的大黄䗪虫丸，《肘后方》獭肝散，《太平惠民和剂局方》的逍遥散，《小儿药证直诀》的六味地黄丸，《济生方》的归脾汤，《世医得效方》的天王补心丹，《先醒斋医学广笔记》中的吐血验方、嚼化丸，《景岳全书》的左归丸、左归饮等等。有些是自创自制的经验方，其中可能亦包含了祖传的验方，如清金散、回生丸、白凤膏、四五培元粉等等。这些方药主要针对阴精亏损，或夹有虚火、邪热、瘀血的治疗，每个汤方具体还有许多加减变化，以合不同的病证，详见各汤方阐述。

七、虚劳所忌饮食诸物及却病之方

● 【原文】

烟为辛热之魁，酒为湿热之最。凡姜、椒、芥、蒜及一切辛热，极能伤精阴，断不可用。并生冷、滑肠、坚硬之物宜戒，恐伤脾胃也。

● 【评析】

何嗣宗提倡虚劳患者应有良好、健康的生活和饮食习惯。凡有害肺气的清肃、损伤肺之气阴、克伐脾胃健运的食品，或不良习惯，均应避免。由于肺是虚劳的主病脏腑，脾属土，土生金，是肺脏之母，母病必将及子，即有损于肺，因此一切不利于肺的因素均要杜绝。

● 【原文】

又当远色、戒怒、解忧为第一。经言：肾主闭藏[1]，肝主疏泄[2]。二脏俱有相火，而其系上属于心，故欲心一动而相火翕[3]起，虽不交会，精已暗耗，况近色乎！又曰：怒甚则气逆，逆甚则呕血及飧泄[4]。又曰：忧怒则气闭不行[5]。又曰：思则气结[6]。又曰：烦劳太过，则气张于外，精绝于内[7]。阳扰阴亏之故也。切忌火灸[8]。仲景曰：微数之脉，慎不可灸。火气虽微，内攻有力，焦骨伤筋，血难复也[9]。

● 【校注】

[1] 肾主闭藏：语本《素问·六节藏象论》：“肾者，主蛰，封藏之本，精之处也。”

[2] 肝主疏泄：语本《素问·五常政大论》：“发生之纪，是为启陈。土疏泄，苍气达，阳和布化，阴气乃随，生气淳化，万物以荣。”明确提出该点者，

首见于朱丹溪《格致余论·阳有余阴不足论》，其曰："主闭藏者肾也，司疏泄者肝也。"

　　[3] 翕：聚集。

　　[4] 怒甚……飧泄：语出《素问·举痛论》："怒则气逆，甚则呕血及飧泄，故气上矣。"

　　[5] 忧怒气闭不行：语本《灵枢·本神》："愁忧者，气闭塞而不行。"

　　[6] 思则气结：语出《素问·举痛论》："劳则气耗，思则气结。"

　　[7] 烦劳……于内：语本《素问·生气通天论》："阳气者，烦劳则张，精绝。"

　　[8] 灸：原作"炎"，据《槐庐丛书》行素草堂版改。

　　[9] 微数……复也：语出《伤寒论·辨太阴病脉证并治中》："微数之脉，慎不可灸，因火为邪，则为烦逆，追虚逐实，血散脉中，火气虽微，内攻有力，焦骨伤筋，血难复也。"

● 【评析】

　　不良的生活习惯及处事方式还会伤害到心、肝、肾，如房劳过度伤肾，忧郁、恼怒损肝，长久以往，则阴精损伤，虚火内扰，心阴亦耗，呈一派阳亢阴亏之证。如此阴阳失调证，若再不加节制保养，或外加助火之治，如误用灸法，结果就如仲景《伤寒论》所说，焦骨伤筋，血难复也。

　　总之，懂得养生，学会祛病的方式，这对虚劳的防治有着极其重要的作用。

八、选方并论

● 【原文】

1. 保阴煎

治阴虚相火炽而发热，其热在午后子前（属于阴分），或皮寒骨蒸（骨髓空虚，火炎骨中，则热蒸不已。有汗者，三焦相火为病；无汗者，乃心包相火为病），五心常热，鼻中干燥，唇红颧赤，口苦舌干（皆内热之明征）。耳鸣目眩，腰膝酸软，四肢无力，倦怠嗜卧（皆精血损之故）。大便燥结，小便黄赤（内热）。六脉弦数，或虚软乏力（皆虚损的症，不必吐血、咳嗽也。故有吐血、咳嗽之症，而无上文之内热虚症，仍非虚劳也。不可以不辨之也）。若病[1]饮食少思，大便溏泄（脾胃伤也），午后洒淅恶寒，少顷发热，或热至鸡鸣寅卯时分，盗汗身凉，并以此方或六味、左归加减治之。

● 【校注】

[1] 病:《槐庐丛书》行素草堂版后有"久"字。

● 【评析】

保阴煎的适应证候是阴虚火旺，其主症是午后发热、手足心热、唇红颧赤、口舌干燥、耳鸣目眩、腰酸乏力、大便干燥，常伴有咯血、咳嗽。然咯血、咳嗽不全属阴虚火旺证，当明辨。如患者纳呆，大便溏泄，乃脾虚失运，治宜随证加减，见方后。

● 【原文】

熟地三钱至三两　生地二钱至四钱（二地补肾益阴，培其根本）　麦冬三钱至五钱　天冬二钱或三钱（二冬清肺降火，全其母气）　牛膝三钱至五钱

（酒蒸）　山药三钱至五钱（蒸用，同茯苓炒黄以补脾也）　玉竹五六钱（治虚损寒热，一切不足，用代参、芪）　鳖甲（退劳热在骨及阴虚寒热往来之上品也）　龟甲（补肾中真阴，退骨蒸[1]，二甲酥炙）各二钱至一两

加桂圆肉十枚至三十枚，入牛乳、人乳各一杯。

● 【校注】

[1] 骨蒸：阴虚劳瘵的一种症状。《诸病源候论·虚劳病诸候下》："夫蒸病有五：一曰骨蒸，其根在肾，旦起体凉，日晚即热。"

● 【评析】

本方以养阴填精为主要功效，取水壮而火熄之意，乃宗治病求本之旨。方中生地、熟地、麦冬、天冬，即二地、二冬同用，性寒与微温同用，有滋阴养血、清肺降火之功，是为主药；牛膝引药下行，助降火及调补肝肾作用；山药、茯苓、玉竹健脾滋阴，起协同作用；鳖甲、龟甲滋阴潜阳，退虚热；桂圆、牛乳、人乳滋养阴血，有辅佐之功。

● 【原文】

骨蒸内热，有汗，加地骨皮二钱；无汗，加丹皮二钱半。腰痛，加枸杞子三钱至八钱，杜仲二钱，余用猪腰子一枚，猪脊筋四五条，煎汤煎药，治腰脊酸痛如神。盗汗，加枣仁炒研三钱至八钱，五味三分至一钱。怔忡不寐，加枣仁，倍桂圆。咳嗽，再加桑皮（蜜炙）三钱，枇杷叶三大片，鲜白花百合三两；有痰，加川贝母二三钱；有血，加藕节汁一杯，或童便（清白者）一杯。食少，加米仁炒五钱至一两。泄泻，去生地、天冬、乳汁，加白芍（炒）二钱至四钱，大枣、莲肉二三十枚，黄肉（或用石斛），煎汤煎药。肺经无热，肺脉按之无力者，重加人参。古方有人参固本丸，人参二两，二地、二冬各四两是也，固本丸加牛膝、甘杞，七味均分，即集灵膏[1]也。

[1] 集灵膏：出自《内经拾遗方论·卷一》。功能滋心润肺，益卫养荣。主治久嗽，气血俱虚，不能送痰而出者。

● 【评析】

本方的临证加减变化主要有四种情况：一是汗出，骨蒸内热汗出，或盗汗，可加地骨皮、枣仁，前者有清热凉血作用，后者敛汗，且有养心安神作用，故可兼治怔忡不寐。丹皮清热凉血作用佳，无汗亦可用。二是肺气不利，咳嗽加桑白皮、枇杷叶、白花百合，有痰加川贝母，咯血加藕节汁或童便，取清肺益阴作用，现少用。三是脾虚失运，食少、泄泻，当去生地、天冬性寒滑泄之品，加炒米仁、炒白芍、大枣、莲肉、山茱萸、石斛等健脾养阴收敛之品。四是肾虚或肺气虚较重，肾虚腰痛者，可加重补肾药，如加枸杞子或猪腰子、猪脊筋煎汤以煎药。肺气虚，且无热邪留滞，可加人参，合方中的二地、二冬，即人参固本丸，再合牛膝、枸杞子，则为集灵膏方义。此种一方中含有多方的处方用药方法体现了医者医学功底的深厚，临床辨治的灵活，往往疗效卓著。

● 【原文】

此方君以甘寒滋阴添精之品，所谓损其肾者，益其精[1]也。臣以二冬，保金而滋生化之源。恐太沉[2]阴濡润，而佐以甘平补脾之剂，顾中气，备加减之法，以善其用。

● 【校注】

[1] 损其肾者，益其精也：语出《难经·十四难》："损其肾者，益其精，此治损之法也。"

[2] 沉：迷恋。

● 【评析】

此段话点明了保阴煎组方的指导思想，君臣佐使配伍精当，体现了滋阴填精益肾为主，益气建中补脾为辅。

● 【原文】

2.六味地黄丸

治肾水不足（下症皆阴虚之故）：发热作渴（阴虚则发热，津液少则作渴也）；气壅痰嗽（肾虚不能纳气归源，故气壅于上，火蒸津液，凝结为痰。嗽者，水虚而火刑金也）；头目眩晕、眼花耳聋（龙火炎则雷火亦发，肝血虚而为眩为花，阴虚火炎上升，故耳聋）；咽燥舌痛、齿牙不固（喉咙舌本，皆肾脉之所过。肾主骨，齿者，骨之余，肾之标也。精髓枯，而龈骨失润，则齿动摇不固，譬之几[1]败木枯则榫[2]宽摇动，湿则坚固也）；腰脊腿胫酸软疼痛（至股内廉贯脊，精水竭，故酸软疼痛也。腰为肾之府，肾脉循内股上腘内）；齿衄、便红、吐血（凡见血为热证，由君相火亢甚，煎迫而越出诸窍也）；盗汗、失音（寤为阳，寐为阴，阴虚则汗从寐时盗汗出，闭藏失其职也。肾虚，脉不上循喉咙挟舌本，故失音）；水泛为痰（阴虚火动，则水沸泛上而为痰也）；小便淋闭（淋者，淋涩而痛；闭者，不通也。肾司开合，虚则失职。《金匮》云：热在下焦者则尿血，亦令淋闭不通也）；梦遗精滑（阴虚而君相妄动也）；足心干热、脚跟作痛（肾脉走足心、入跟内故也）；经水不调、血枯经闭（冲任二脉损伤故也）。

● 【校注】

[1] 几：席地而坐时有靠背的坐具。

[2] 榫：器物两部分利用凹凸相接的凸出的部分。原作"筍"，据《槐庐丛书》行素草堂版改。

● 【评析】

六味地黄丸的适应证候是肾阴亏虚，或夹有阴虚内热，主症是头目眩晕、眼花耳聋、咽燥齿摇、腰腿酸软、盗汗失音、五心烦热、梦遗精滑、血枯经闭。可兼见午后发热、口渴、咳嗽痰黏，甚则齿衄、咯血、小便不畅、尿血等症。

● 【原文】

熟地（补髓填精）八两　萸肉（补肾气固元精）四两　山药（入手太阴，能润皮肤，清虚热，水之上源可补，以金能生水故也）四两　丹皮（治手足少阴、厥阴伏火）三两　茯苓（淡渗以降阴中之阳）三两　泽泻（盐渗以降阴中之阴）三两　麦冬（滋燥金而清水源）六两　五味（上能收耗散之肺气，下能滋不足之肾水）三两

六味加麦冬、五味名八仙长寿丸，再加人参，是合生脉散也。炼蜜为丸，如桐子大，空心淡盐汤送下四五钱，若作煎服，则制小其剂。

● 【评析】

方中熟地、山萸肉补肾之元阴，山药补脾益阴，是谓三补；丹皮清热凉血活血，茯苓健脾渗湿，泽泻利水泄热，是谓三泻，补阴而泻热，与何嗣宗所言虚劳病机甚合。

六味地黄丸加麦冬、五味子则补阴涩精作用增强，再加人参，则为六味地黄合生脉散。生脉散有益气、养阴、敛汗等功效。

● 【原文】

发热作渴，加鳖甲、二冬、花粉；气壅，加沉香、砂仁、麦冬。痰嗽，加贝母、花粉、百合、麦冬。眩晕，加甘菊、钩藤、枸[1]杞。耳鸣耳聋，加磁石、羊肾、花粉。咽燥舌痛，加二冬、元参。齿牙不固，加鹿茸，猪、牛脊

髓、麦冬、五味。腰痛，加杞子、杜仲、麋[2]角（汤内镑屑，酒焙亦可）、龟甲（汤内炙用，丸中煎膏）。腿胫酸疼亦如之，再加虎胫、牛膝。齿缝牙龈出血，加麦冬、童便、骨碎补，麦冬煎汤，频频漱之。便血，加麦冬、龟甲、五味、白芍；不止，宜补胃气，更加人参。溺血，若痛者，为血淋，加牛膝。如阴茎时举，溺管胀痛者，再加黄柏、知母；不痛者，为尿血，加麦冬、白芍、藕汁、发灰须研细末。吐血，加白芍、麦冬、牛膝、降香，入童便、藕汁、人乳、茅根汁各一杯和服。盗汗，加枣仁、五味、白芍、桂肉。失音，加麦冬、生鸡子、人乳、竹油、梨汁。水泛为痰，倍茯苓。小便淋闭，加二冬、牛膝（此味为君）、车前。茎中痛，加甘草梢。梦遗精滑，加莲须、五味、龙齿、牡蛎、螵胶。相火盛，阳易举者，加盐炒黄柏。足心干热，加二冬、牛膝、龟甲。脚跟作痛，加牛膝、鹿茸角、龟甲、虎胫骨。经水不调，血枯闭绝，参后归脾汤加减法。以上加减诸法，保阴、左归仿此。

● 【校注】

[1]枸：原作"狗"，疑误，故改。

[2]麋：指麋鹿，雄的有角，多回二叉分歧，形状较整齐。其角似鹿非鹿，头似马非马，身似驴非驴，蹄似牛非牛，又名"四不像"。是我国特有的动物。

● 【评析】

六味地黄丸的临证加味变化主要有五种情况：一是肺胃气壅，如胃气滞，呕逆，加沉香、砂仁、麦冬；肺气不利，痰嗽，加贝母、百合、花粉等。二是肝阳亢，相火旺，如眩晕，加甘菊、钩藤、枸杞；阴茎时举，溺管胀痛，加黄柏、知母、甘草梢。三是热入血分，如出血，常用麦冬、白芍，牙龈出血，再加童便、骨碎补，并用麦冬煎汤，频频漱之；便血，再加龟甲、五味子；尿血，再加藕汁、发灰，如小便淋痛，加牛膝、车前；吐血，再加牛膝、降香、藕汁、茅根汁、童便、人乳和服。四是肾虚甚者，如耳鸣、耳聋加磁石、羊肾、花粉；齿牙不固，加鹿茸，猪、牛脊髓，麦冬、五味子；腰痛、胫酸、脚跟痛，加枸杞子、杜仲、虎胫骨、牛膝、麋角、龟甲；梦遗精滑，加莲须、五味子、龙齿、牡蛎、螵胶。五是阴液亏虚甚者，如发热作渴，加鳖甲、二冬、花粉；盗汗，加枣仁、五味子、白芍、桂肉；失音，加麦冬、生鸡子、人乳、竹油、梨汁；咽燥舌痛，加二冬、元参；足心干热，加二冬、牛膝、龟甲。

此外，出血症，尤其是便血、崩漏等，常因脾虚不能统血所致，治疗宜补脾胃之气，可加人参，或用归脾汤。妇女经水不调，血枯闭绝，除肾精不足外，更有脾虚气血生化无源之故，可参后归脾汤加减法。脾虚生痰湿，可倍茯苓量，以健脾渗湿。

● 【原文】

以此纯阴重味润下之方也。纯阴，肾之气；重味，肾之质；润下，肾之性。宋·钱仲阳[1]用此方治小儿齿语迟、脚软行迟、囟门不合、阳虚发热诸症，以皆属肾虚。缘小儿稚阳纯气，故以仲景八味丸去桂、附，而但补其真阴，随手辄效。明·薛立斋[2]因之悟大方，阴虚用丹溪补阴法不验者，以此代之。立斋薛氏加减之法甚多，即如本方去泽泻，加黄芪、当归，以合养血之奇。盖为发热作渴，小便不调，理无再竭，故去泽泻，又入生脉散，以生金滋水，虚则补母之义。复合异功散，以崇土生金，兼母之外家而补之，更其方曰：人参补气汤，加减变化无穷，真如游龙戏海之妙。举一为例，学者当悟其法，而以意通之，则不可胜用矣。

赵养葵[3]《医贯》一书，得力于《薛氏医案》，而益[4]阐其义，触处旁通，外邪杂病，无不贯摄，而六味之用益广。试举其阴虚诸症所用，如云：世之真阴虚而发热者，十之六七，亦与外感无异，余于阴虚发热者，见其大热面赤、口渴烦躁，六味汤服之而愈也[5]。又云：阴虚火动，则水沸泛上而为痰，其痰重浊白沫，与火衰水泛为痰，纯是清水者不同。动于肾者，犹龙火之出于海，龙跳而水附；动于肝者，犹雷火之出于泽，雷发而雨随。用六味汤以滋阴降火，此不治痰之标，而治痰之本，复宜补脾以治水，方为良法[6]。又云：咳嗽甚，必责之肺，治之之法，不在肺而在脾，又归重于肾。又有咳嗽暴重，动引百骸，自觉气从脐下逆冲而上者，**此肾虚不能纳气归源，当以六味汤主之。毋徒从事于肺，以肺司出气，为气之主，肾司纳气，为气之本。又肾为肺之子，虚则补其子也。**

● 【校注】

［1］钱仲阳：钱乙（约1032—1113），字仲阳。北宋著名儿科学家。郓州（今山东东平）人。钱氏专业儿科60年，积累了丰富的临证经验，对小儿常见病的诊断、预防和治疗均有发展，并总结出以五脏为纲的儿科辨证方法，善于化裁古方和创制新方，如升麻葛根汤、异功散、六味地黄丸等。其理论、临床经验和医案经阎孝忠加以整理，约于1114年编成《小儿药证直诀》，对我国儿科的发展有很大的贡献。

［2］薛立斋：名薛己（约1486—1558），立斋乃其号。明代医家。吴县（今江苏苏州）人。父亲薛铠是当时名医，他承继医业，钻研医术，闻名于时。通内、外、妇、儿等科，尤精于疡科。薛氏受张元素、李杲等人的影响，主张治病务求其本原，提倡用补真阴真阳的方剂。编辑和校刊的医书较多，均收入《薛氏医案二十四种》中。后人将他的医案整理成《薛氏医案》，其中包括他的家传经验。

［3］赵养葵：赵献可，字养葵，生活于16世纪下半期。明末著名医学家。鄞县（今浙江宁波）人。哲学思想上受《易经》影响较大，在医理上主要推崇薛己，提出"命门为人一身之主""命门的水火即人的阴阳"等观点。代表著作有《医贯》6卷，对后世影响较大。

［4］益：更加。

［5］世之……愈也：语出《医贯·主客辨疑·伤寒论》："然世间真阴虚而发热者十之六七，亦与伤寒无异，反不及论何哉？今之人一见发热，则曰伤寒，须用发散，发散而毙，则曰伤寒之书法已穷。奈何？岂知丹溪发明之外，尚有不尽之旨乎？予尝于阴虚发热者，见其大热面赤，口渴烦躁，与六味地黄大剂，一服即愈。"

［6］阴虚……良法：语本《医贯·先天要论·痰论》："阴虚火动，则水沸

腾动于肾者，犹龙火之出于海，龙兴而水附。动于肝者，犹雷火之出于地，疾风豪雨，水随波涌而为痰，是有火者也。故用六味丸以配火，此不治痰之标，而治痰之本者也。然有火无火之痰，何以辨之，曰无火者纯是清水，有火者中有重浊白沫为别耳。善用者，若能于肾虚者，先以六味、八味，壮水之主，益火之源，复以四君子或六君子，补脾以制水，于脾虚者，既补中理中，又能以六味、八味制水以益母，子母互相生克，而于治痰之道，其庶几矣。"

● 【评析】

六味地黄丸出自钱乙（仲阳）所著《小儿药证直诀》，是由张仲景《金匮要略》肾气丸减去桂枝、附子而成，临床遇肾阴亏虚的证候，均可用之。小儿如见发育迟缓，或阳虚发热等，属肾虚，但治疗多从补肾阴入手，因小儿纯阳之体，当慎用补阳。后世医家亦有许多加减变化方，何嗣宗列举了明·薛立斋的一些演变方剂，又引述了明·赵养葵《医贯》的一些论点，使六味地黄丸的主治证候更为明了。

● 【原文】

大凡阴虚咳嗽，起于房劳，亏损真阴，阴虚火上刑金，咳则肺金必伤。余先以六味之类壮其水，使水升而火降，然后以参、芪救被伤之肺，兼有虚则补其土母之意，一举两得之法。若不先壮水以镇火，而遽[1]投参、芪以补阳，反使阳火愈旺，而金益受伤矣，岂药之罪哉？此所谓不识先后着者也。如火不降，则参、芪始终难用，治阴虚之所以难也。又云：肾水虚，故有火，有火故有痰，有痰则咳嗽，咳嗽甚则喘，宜六味加麦冬、五味、牛膝之属，大剂重饮[2]。盖阴症发喘，去死不远，幸几希[3]一线牵带在命门之根，尚尔[4]留连。善治者，唯以助元，接真镇坠之药，俾其返本归原，或可返生，然亦不可峻骤也。又云：阴虚喉痛，属少阴之病。少阴之火，烈如奔马，逆冲而上，到此咽喉紧锁处，气郁结而不得舒，或痛或肿，其症必内热口干，面赤痰涎涌上，其尺脉必数而无力，须六味加麦冬、五味，大剂饮之[5]。褚氏[6]所谓上病疗下也。

● 【校注】

[1] 遽（jù 具）：急，仓猝。

[2] 肾水虚……重饮：语本《医贯·先天要论·喘论》："须用六味地黄，加门冬、五味，大剂煎饮，以壮水之主。则水升火降，而喘自定矣。盖缘阴水虚，故有火，有火则有痰，有痰则咳嗽，咳嗽之甚则喘，当与前阴虚相火论参看。"

[3] 几希：极少。

[4] 尚尔：仍然。

[5] 阴虚……饮之：语本《医贯·先天要论·咽喉痛论》："凡喉痛者，皆少阴之病，但有寒热虚实之分。少阴之火，直如奔马，逆冲于上，到此咽喉紧锁处，气郁结而不得舒，故或肿或痛也，其证必内热、口干、面赤、痰涎涌上，其尺脉必数而无力。盖缘肾水亏损，相火无制而然，须用六味地黄，门冬、五味，大剂作汤服之"。

[6] 褚氏：褚澄，字彦道，南朝宋国阳翟（今禹州）人。著有《褚氏遗书》。

● 【评析】

何嗣宗认为虚劳咳嗽，肺肾俱伤，治疗须分三步法。首先用六味地黄丸类方补肾阴，泻虚火，大凡阴液足则虚火降，热邪祛除，就可用人参，或党参、黄芪补肺气，同时亦可补脾气，此乃培土生金之意，这是第二步，即补肺气。为防阴虚咳嗽加重而发喘，故第三步要固本助元，须六味加麦冬、五味、牛膝之品，大剂服用，此取上病疗下之法。

三步法的注意点有二：其一，火热之邪未尽，不可用温补阳气的药物，误用反使阳火愈盛而伤肺，咳痰加剧而致喘。其二，大剂补肾助元阴之品，一般六味加麦冬、五味、牛膝即可，不必峻补，要长久缓图，不要急骤，方可返本归原。

● 【原文】

又云：阴虚失血一症，分而言之，则有呕血、吐血，或出胃经，或出肝经；咯血，出于肾经，或出心包络；咳血，出于肺经；吐血，出于肾经，或出于胃经；衄血，出于肺经，或出于胃经；痰涎血者，出于脾经。合而言之，皆属于肾。盖肾中之真水干，则真火炎，血亦随火沸腾，故错经而妄行，越出诸窍[1]。所谓服寒凉百不一生，饮溲溺百不一死[2]。

● 【校注】

［1］阴虚……诸窍：语本《医贯·绛雪丹书·血症论》："东垣云：衄血出于肺……东垣论虽如此，然肺不特衄血，亦能咳血、唾血。不特胃呕血，肝亦呕血……然总之是肾水随相火炎上之血也，肾主水，水化液为痰、为唾、为血……从喉而出于口也。"

［2］服寒……一死：语出《褚氏遗书·津润》："饮溲溺则百不一死，服寒凉则百不一生。"

● 【评析】

阴虚失血，从症状来看，有呕血、吐血、咯血、咳血、衄血、痰血等多种表现，究其病因，与脏腑阴虚火旺，血不循经相关，如呕血、吐血多责之于胃、肝的病变；咳血、衄血多责之于肺的病变。然病之根本在于肾，肾中元阴亏虚，火炎由盛，侵犯血分，而血热妄行，越出诸窍。治疗此种虚火，徒用寒凉药无效，反伤正气，需滋阴补肾，水升则火自灭。此外，何氏的经验方，用人尿治疗，可取佳效。后回生丸治虚劳篇中，亦有出血者兼饮自己小便的记载。人尿有清热、祛瘀、止血的功效，且咸寒益肾。

● 【原文】

愚谓六味补肾水，性不寒凉，不损脾胃，久服则水升火降而愈，又须人参救脾补胃药以收功。盖初时忌用人参者，不欲其补助阳气也，及其火既归原，人参又所不禁，然亦宜于滋阴药中用之则善。又云：阴虚小便不通，因汗多，五内枯燥，膀胱原无水精积，强欲通之，如向乞人而求食，其可得乎？唯六味滋水，则小水自来，切忌淡味渗泄之药[1]。又云：阴虚之人，大便闭结者，是因肾之津液亏少，唯以六味加二冬、人乳、牛乳，滋阴润燥，而便自如常[2]。又云：肾为阴，主藏精，阴虚则精不藏；肝[3]为阳，主疏泄，阳强则火不秘。以不秘之火，加临不藏之精，故梦交即泄。唯用六味补水，纵有相火，水能制木，水升而木火自息[4]。沈氏[5]谓因心君一动，相火随之，则成梦境，而气摇精泄，治法总不越补肾水、敛元精、安心神、清相火为主。余因世之喜用六味之方，而未能尽明六味之旨，故详及之。

● 【校注】

[1] 阴虚小便不通……渗泄之药：语本《医贯·先天要论·小便不通并不禁论》："乃虚劳汗多，五内枯燥，脂膜既去，不能生津。膀胱中原无水积而欲通之，如向乞人而求食，已穷而益穷矣……如有真阴虚者，唯六味地黄以补肾水，滋肾丸又所当禁。黄柏、知母恐其苦寒泄水。又忌淡味渗泄之药。"

[2] 阴虚之人……便自如常：语本《医贯·先天要论·泻利并大便不通论》："东垣云：肾主五液，津液盛则大便如常……耗散真阴，津液亏少，故大肠结燥……予尝体法东垣之论，不用东垣之方，如润肠丸、润燥汤、通幽散之类俱不用，唯用六味地黄丸料，煎服自愈。"

[3] 肝：原作"汗"，据文义改。

[4] 肾为阴……木火自息：语出《医贯·先天要论·梦遗并滑精论》："肾为阴，主藏精。肝为阳，主疏泄。是故肾之阴虚，则精不藏。肝之阳强，则火不秘。以不秘之火，加临不藏之精，除不梦，梦即泄矣。"

[5] 沈氏：沈金鳌（1717—1767），字芊绿，号汲门，晚号尊生老人。清代医家。江苏无锡人。博通经史，攻诗文。中年以后致力医学，著有《沈氏尊生书》。

● 【评析】

六味地黄丸是世人常用之方，何嗣宗对其治疗作用的旨意加以阐释，更便于临床正确选用。他认为治虚劳宜先用本方补肾阴，其性不寒凉，故不伤脾胃，久服阴液充盈而虚火自降，然后用人参补阳气收功，达到阴阳调和，身体安康。由于本方滋养肾阴，还可兼治多种因阴虚导致的病症，如汗出多、阴液亏而小便不通，阴虚肠燥而大便闭结，阴虚火旺而梦遗等等。对这些病症的治疗，根本均在于肾阴的充盈，可谓异病同治。

● 【原文】

3. 左归丸

治同六味丸。

熟地八两　萸肉（蒸）四两　枸杞三两　菟丝子（酒煮，焙干）三两　山药（人乳拌蒸）三两　牛膝[1]（酒蒸）三两　龟甲胶四两　鹿角胶（鹿角补阳，右肾不足者宜之。麋角补阴，左肾不足者宜之。右藏精气，左藏血液，此味则兼补阳矣。王节斋曰：左尺常虚，右尺常盛[2]。若左右兼补，以至于火胜于水，只补其左、制其右，使得水火和平。余治真阴不足之人，每以麋角胶代之。若平人调治，则用之）三两（俱酒化）

上八味，胶丸如桐子大，空心服。煎膏服亦可。

● 【校注】

[1] 牛膝：原本无。《槐庐丛书》行素草堂版有。按文义当有，故补之。

[2] 左尺……常盛：语本《明医杂著·卷三》引滑伯仁先生《诊家枢要》："男子尺脉常弱，女子尺脉常盛。"

● 【评析】

左归丸出自《景岳全书》，方用六味地黄丸的"三补"（即熟地、山萸肉、山药），加枸杞、菟丝子、龟甲胶、鹿角胶、牛膝而成，不用丹皮的凉血泻火和茯苓、泽泻的淡渗利水，故本方专于补益，不仅补肾阴的作用增强，而且有益精血、补肾阳的作用。因此本方虽治同六味，但更适用于肾阴虚，精血不足，且伴有阳虚或内热不盛者。何嗣宗认为麋角补阴，鹿角补阳，因此他治疗肾阴不足之人，常用麋角胶代鹿角胶。

● 【原文】

如真阴[1]失守，虚火上冲者，宜用纯阴至静之品，去枸杞、鹿角胶，加女贞子、麦冬各三两。火灼肺金，多痰者，加百合三两。夜热骨蒸，加地骨皮三两。小水不利，加白茯苓三两。大便燥涩，去菟丝子，加肉苁蓉四两。血虚有滞者，加当归四两。

● 【校注】

[1]阴：原作"阳"，据文义改。

● 【评析】

左归丸的临证加减变化主要有以下几种：一是肾之元阴虚损，阴不恋阳，虚火上冲，可去枸杞、鹿角胶，加女贞子、麦冬，前者味苦，清补而不助阳，后者性微寒，清润降火。二是兼有里热，如肺热有痰，加百合清肺止咳；夜热骨蒸，加地骨皮清热凉血，退虚热。三是二便不通，如小便不利，加白茯苓淡渗利水；大便干结，去菟丝子，加肉苁蓉补肾而润肠通便。四是血虚有滞，加当归养血活血。

● 【原文】

凡五液皆生于肾，故凡属阴分之药，亦无不走于肾经。有谓必须引导者，皆见之不明耳。此方壮水之主，以培左肾之元阴。凡精气大损，年力俱衰，真阴内乏，不能滋溉营卫，渐至衰羸，即从纯补，犹嫌不足，若加苓、泽渗利，未免减去补力，奏功为难，故群队补阴药中，更加龟鹿二胶，取其为血气之属，补之效捷耳。景岳云：余至中年，方悟补阴之理，因推广其义，而制左归大饮，用六味之旨，而不用六味之方，活人应手之效，不能尽述[1]。

● 【校注】

[1] 余至中年……不能尽述：语出《类经图翼·类经附翼卷三·真阴论》：
"余及中年，方悟补阴之理，因推展其义，用六味之意，而不用六味之方，活
人应手之效，真有不能尽述者。"

● 【评析】

左归丸培补肾阴，尤适用于年老体衰、身体羸弱、需纯补者，故不用茯
苓、泽泻等渗利伤津液之品。加用龟甲、鹿角等血肉有情之品，使滋补精血的
力量增强，效果自然显著。

● 【原文】

4.左归饮

治同六味丸。

熟地三钱至三两　萸肉三钱（畏酸者少用之）　枸杞二钱（相火盛者去之）
山药二钱　茯苓二钱半　甘草一钱（妙在此味，《经》所谓调以甘药也）

肺热而烦，加麦冬二钱。肺热多嗽，加百合二钱。血少者，加当归二钱。
血滞而热者，加丹参二钱。阴虚不宁者，加女贞子二钱。血热妄动者，加生地
二钱。脾热易饥，及多汗伤阴者，加白芍二钱。心热多躁者，加元参三钱。肾
热骨蒸者，加骨皮[1]三钱。津枯热渴者，加花粉二钱。上实下虚者，加牛膝
二钱，以导之。本方加人参、当归，即大补元煎。

● 【校注】

[1] 骨皮：即地骨皮。

● 【评析】

左归饮出自《景岳全书》，方从六味地黄丸，加枸杞、甘草，去丹皮、泽
泻，亦为六味药，但益肝肾作用稍强，清泄作用稍弱。故临证遇内热，或血热

明显者，需加味变化。如肺热多嗽，加麦冬、百合；脾热易饥，加白芍；心热多躁，加玄参；肾热骨蒸，加地骨皮；肝热目糊，或不宁，加女贞子；血少、血滞，加当归、丹参；血热，加生地或丹皮。

《景岳全书》大补元煎，即本方去茯苓，加人参、当归、杜仲。适用于元气亏损，阴血不足的证候。

● 【原文】

5. 自制回生丸

治虚劳等症。

熟地八两　萸肉（蒸）四两　菟丝子四两　牛膝（补肾，酒蒸）四两　枸杞四两　山药六两　茯苓四两（人乳拌，蒸晒至加倍重）　白芍（酒炒）四两　莲肉（去心）六两　芡实（炒）四两　砂仁（理脾，略炒）二两　麦冬（清肺）三两　枣仁（炒）八两　五味（敛肺，蜜水蒸焙）四两　桂圆肉（养心，炙干）六两　莲须（涩精固肠）四两　麋角胶（补真阴）四两　龟甲胶八两　鳖甲胶（退骨蒸，俱用地黄汁溶化，如用四两甲，酥炙六两[1]）　虎骨胶（壮筋骨）四两（煎浓麦冬汤化亦可）　鳔胶[2]（牡蛎粉炒）半斤　黄牛肉（补脾胃，去油）十斤（熬膏）　猪脊髓（填精髓）三十条（去筋膜，捣烂，入炼蜜熬）　河车胶（峻补精血，吴球[3]制大造丸用此，以其有夺造化之机，极夸其效也）半斤（泔水洗净，隔汤煮熟，打烂，干药拌，晒干）

共二十四味也，诸胶髓丸如桐子大，空心桂圆肉汤或淡盐汤送下，每服四五钱。脾胃弱而难化者，煎膏服之。如嫌气腥，斟酌去之，熬成膏，或加人参、人乳、牛乳各十碗，猪髓倍之，麋角留之，亦可也。若兼咳嗽者，不时兼服噙化丸，或清宁膏。有血兼饮自便[4]。先用麦冬、米仁煎汤多饮，则小便自清白矣。

● 【校注】

[1] 如用四两……六两：提示用药比例，即四两鳖甲胶，相当于鳖甲酥炙

六两。

[2]鳔胶：鱼鳔常年均可捕捞。捕后开膛取鳔，剖开，除去血管及黏膜洗净，压扁晒干或鲜用，溶化后冷凝成的冻胶称为鱼胶或鳔胶。味甘，性平。具有养血止血、补肾益精、散瘀消肿等功效。

[3]吴球：字茭山，生活于16世纪上半叶。明代医家。括苍（今浙江丽水县）人。博学慕古，精于医术。著《诸证辨疑》四卷，现有明刻本。又有《用药玄机》《活人心统》《方脉主意》《食疗便民》等，今均佚。李时珍《本草纲目》间引其论。

[4]自便：此处指自己的小便。

● 【评析】

自制回生丸是在左归丸、六味地黄丸滋补肾阴的基础上，加大健脾力量，增加益肺功效，尤其是应用了诸多血肉有情之品，可谓补虚集大成者。正是因为有如此多的填精之物，所以本方不仅难以消化，而且气腥，故煎膏服用为佳，以利消化吸收，如嫌气腥，可适当去除虎骨胶、鳔胶、河车胶等。本方以填补精血为主，如兼咳嗽等症，可兼服他药，如噙化丸、清宁膏等，可参见下文。

承上文所言，有用溲溺治血证，可能指有吐血或咳血者，可兼取自己的小便服用治疗，取尿前先用麦冬、米仁煎汤多饮，使小便清白后饮用。

● 【原文】

此方补肾、理脾、清肺兼而有之，补肾用熟地、萸肉、牛膝、甘杞、菟丝，有理脾之药以佐之，则不嫌其滋腻；理脾用山药、茯苓、白芍、莲肉、芡实、砂仁者，无香燥伤阴之患，以其兼能入肾经也；砂仁似燥，然辛能润肾，且肾虚不能纳气归源，非此向导不济，更得滋阴药以君之，则用之无虞[1]矣；麦冬清肺，五味敛肺，皆所以保肺也，保肺金正以生肾水，理脾土亦为生金以生水也；枣仁、圆肉[2]养心，一恐水虚而火旺耗血，一恐心虚不下交于肾水；

莲须涩精固肠；麋角补真阴；龟、鳖二甲退骨蒸；猪脊、鳔胶填精髓；牛肉补脾胃；虎骨壮筋骨；河车峻补精，是以血肉之物，补血肉之躯，功效速也。嘉言[3]曰：虚劳之疾，百脉空虚，非黏腻之物不能填补也。是精血枯涸，非滋阴之物不能濡润[4]。是以治虚劳，纵遇能消丸药之人，亦必煎膏服之。若脾弱者，尤为定法。内热甚者，加重除蒸之品一二味。此方凡男妇[5]阴虚，欲成虚劳者，急宜服之。功在六味、左归之上，不可忽[6]也。

● 【校注】

［1］无虞：没有忧患。

［2］圆肉：龙眼。

［3］嘉言：即喻昌（1585—1664），字嘉言，别号西昌老人。清初著名医家。新建（今江西南昌）人。研读医书，在常熟行医，很有名声。学术上推崇《伤寒论》，在方有执《伤寒论条辨》基础上，对《伤寒论》条文进一步分类归纳。主张"治病必先识病，识病然后议药"的辨证论治思想。著有《尚论篇》《医门法律》《寓意草》等书。

［4］虚劳之疾……濡润：语出《医门法律·虚劳门·虚劳脉论》："虚劳之疾，百脉空虚，非黏腻之物填之，不能实也。精血枯涸，非滋湿之物濡之，不能润也。"

［5］男妇：男与女。

［6］忽：轻视。

● 【评析】

自制回生丸补肾填精力强而功专，除用熟地、山茱萸、枸杞、菟丝子、牛膝滋补肾阴外，还用麋角、龟甲、鳖甲、河车、虎骨、鱼鳔、猪脊髓、牛肉等血肉之物，填精补血。同时配用多味健脾助运药，如山药、茯苓、白芍、莲肉、芡实、砂仁等，尤其是砂仁，何嗣宗认为，其辛而燥，辛能润肾纳气，燥而不伤阴，且可使滋阴药补而不腻，堪为绝配。方中还顾及保养心、肺，如用麦冬清肺，五味子敛肺；酸枣仁、桂圆肉养心。方中顾及五脏，其中蕴涵了五行相生相克的机理，培脾土可以生肺金，生肺金可以补肾水，水旺可以降火，肾水上济于心，心火下降于肾，则水火既济，心肾相交，如此则阴平阳秘，五脏安和。

由于本方药多力强，顾及五脏，故补益的功效要大于六味地黄丸和左归丸，主治虚劳精血枯涸，或阴虚不复，欲成虚劳重证者。如内热甚者，可加地骨皮、百合、丹皮等清热凉血之品。

● 【原文】

6. 自制清金散

治虚劳咳嗽，或多痰，或咳嗽或纯血[1]或痰红。

麦冬三四钱　天冬（润燥）二钱　白花百合（保肺）一两（有血倍用）桑皮（泻火蜜制）二钱（咳甚加一钱）　地骨皮二钱（内热甚加一钱）　薄荷（清热）一钱　花粉（消痰）二钱　茯苓（补脾）二钱　贝母二钱（痰多痰红倍用）　枇杷叶（降火，蜜炙）二片（咳甚加倍）　米仁（去肺热、燥脾[2]湿）五钱（食少有血倍用）　人乳、牛乳各一杯

煎成，加炼蜜，或饴糖数匙，薄荷、贝母碾细末，亦和均其内，频频温服。

● 【校注】

[1] 纯血：此处指咯血。

[2] 脾：原作"皮"，据文义改。

● 【评析】

自制清金散方用十一味药再加人乳、牛乳、白蜜或饴糖组成，具有润肺清肺、化痰止咳的功效。方中麦冬、天冬、百合养阴润肺止咳；桑白皮、枇杷叶泻肺清肺，降逆止咳；花粉、贝母清热散结，又花粉生津，贝母止咳化痰；薄荷、地骨皮清肺祛热，薄荷疏风透热，地骨皮泄热凉血；茯苓、米仁健脾利水渗湿，米仁又可清肺排脓；合以人乳、牛乳、白蜜、饴糖滋养和胃，以增疗

效。薄荷含挥发油，煎煮易破坏，故碾细末和入。贝母当为川贝母，价格较贵，故以碾粉和服为宜。

本方虽以清肺为主，但所选药物大多兼有润肺、止咳、化痰等作用，以适治肺阴虚内热患者多见咳嗽、咯痰或咳血等症，可谓一箭双雕，甚或一箭三雕。

● 【原文】

酒渴病，加甘蔗汁半杯。有血，加生地四五钱，茅根三四两，藕汁、童便各一杯。

此润燥清金、降气消痰之剂。凡阴虚火动咳嗽及酒渴病最宜服之。若热甚痰多，大便燥结者，加梨汁半杯炖滚[1]，合本方人乳，此二味即接命丹也，能消痰降火，补虚生血。治虚损之症，以人补人，其妙无加之法也。

● 【校注】

[1]炖滚：炖，指隔水加温；滚，指液体沸腾。此处指将梨汁加入，隔水蒸到液体沸腾。

● 【评析】

清金散的临证加减变化，主要有二：一是津伤热盛较重，症见口渴、大便干燥，此多见于酒渴病，何嗣宗认为酒易伤肺，湿热熏蒸，则肺阴消烁，治疗可加甘蔗汁、梨汁以清热生津。二是虚火内动，伤及血络，症见咳血、痰血，可加生地、茅根、藕汁、童便等，以凉血止血。

● 【原文】

7. 加味清宁膏

治症同清金散。

生地（补阴）四两（酒拌，略蒸）　麦冬四两　白花百合八两（晒干四两）

桑皮（蜜炙）三两　款冬二两　百部三两　玉竹（补脾润肺）四两　薄荷（清肺）三两　贝母（消痰）二两，二味研细入膏　桔梗一两　枇杷叶（下气，蜜炙）八两　橘红一两　米仁（炒）八两（泄泻加四两）　茯苓二两　山药（蒸）六两（研细入膏）　白芍（酒炒）三两　炙甘草一两　桂圆肉四两　大枣（补脾）二两

　　将十六味先煎成膏，加饴糖一斤，白蜜一斤，俱煎极熟收之，俟[1]冷，入贝母、薄荷、山药末拌均，时时挑至口中噙[2]化，或白滚汤[3]调服亦可，临卧及睡觉噙之更佳，亦可小剂作煎服食饮，空心服之，兼服保阴、回生之属。

● 【校注】

　　［1］俟（si 音寺）：等待。

　　［2］噙：含。

　　［3］白滚汤：白开水。

● 【评析】

　　加味清宁膏是在清金散基础上去天冬、花粉、地骨皮、牛乳、人乳，加生地、玉竹、白芍、百部、款冬、桔梗、橘红、山药、甘草、桂圆肉、大枣而成。从组方看，两方功效基本相同，均可润肺清肺，降气止咳化痰，但本方养阴力量较强，化痰止咳力亦增强，健脾养血功效有所增加，而清热力量稍有减弱。

● 【原文】

　　此方补阴清肺、降气消痰之剂。士材（即李中梓）曰：虚劳之所以难治者，如脾喜温燥，清肺则碍脾；肺喜清润，补脾则碍肺。燥热甚而能食不泻者，清肺为主，而添以补脾之品，倘虚羸而其食少泄多，虽喘嗽不宁，但以补脾为要，清润之品，所宜斟酌，以脾有生肺之能，肺无扶脾之力[1]，故制清宁

膏一方，而兼用补脾阴之药。注云：润肺不碍脾，补脾不碍肺，以肺属金而法天，脾属土而法地，曰清宁者，脾肺兼理，取天清地宁之义也。愚以此方另添数味，授之辄效，用方者勿以品多而去之可也。

● 【校注】

[1] 虚劳……肺无扶脾之力：语出《医宗必读·卷六·虚劳》："大抵虚劳之证，疑难不少，如补脾保肺，法当兼行。然脾喜温燥，肺喜清润。保肺则碍脾，补脾则碍肺。唯燥热而盛，能食而不泻者，润肺当急，而补脾之药亦不可缺也。倘虚羸而甚，食少泻多，虽喘嗽不宁，但以补脾为急，而清润之品宜戒矣。脾有生肺之能，肺无扶脾之力，故补脾之药，尤要于保肺也。"

● 【评析】

主病在肺的虚劳证，其治疗常需肺脾兼理，此一方面培土可生金，有利于肺病的愈合；另一方面肺久病每伤脾，脾虚则肺之气阴更亏。此两种情况临证需辨别，如肺热阴亏，脾气不虚，即能食不泻者，治以清肺润肺为主，兼以补脾；如肺病喘嗽不宁，同时脾虚，即虚羸而食少泻多者，治当补脾为主，清肺润肺之品不可多用，以免碍脾，因脾喜温燥。何嗣宗制加味清宁膏，意在肺清脾宁，既肺脾兼理，又互不相碍，即润肺不碍脾，补脾不碍肺。

● 【原文】

按经云：肾病而诸阳气浮，无所依从，故呕吐咳逆喘[1]。盖阳根于阴，肾阴虚，则阳无所附而上升，为呕哕、喘逆诸病。沈氏谓虚劳咳嗽，皆由阴虚阳盛。气为阳，气有余便是火，火性上炎，势必刑金，肝木所胜，挟君相二火上逆，反侮肺金，故嗽声无度，至于黄昏，肺气不能归纳肾间，故夜嗽愈甚，但肺为娇脏，咳伤肺膜，则痰中见血，火蒸津[2]液，化为痰涎，痰火交结，咳逆无休，肺阴日伤，以致音哑声嘶，则不治矣。故初病之时，急宜降气消痰，调养脾胃以生营卫，清润肺金以生肾水，俾[3]心火有制，不刑于肺，金水相生，阴火退伏，而咳自宁矣。

古方治干咳嗽有琼玉膏[4]，用生地四斤，茯苓十二两，人参六两，白蜜二斤。臞仙[5]加琥珀、沉香各五钱，同参、苓为末，隔汤再煮，自云神效异常。此虽以滋阴药为君，然人参乃肺热所忌，宜酌用之。

● 【校注】

[1] 肾病……逆喘：语出《素问·脉解》中："诸阳气浮，无所依从，故呕咳上气喘也。"

[2] 津：原作"精"，据文义改。

[3] 俾（bǐ 比）：使。

[4] 琼玉膏：出自《洪氏集验方》卷一引申铁瓮方。有养阴润肺之功用。

[5] 臞（qú 渠）仙：即朱权（1378—1448），字臞仙，号涵虚子、丹丘先生，明太祖朱元璋第十七子。著有《臞仙活人方》。

● 【评析】

肺虚咳嗽，多表现为阴虚有热，病久则累及他脏，常见有（肺）金不生（肾）水，故肾阴亏虚，虚火上炎；又（肺）金弱而（肝）木反侮，即木火刑金。是以二火上逆犯肺，甚则肺络受伤，痰火交结，而咳嗽益甚，痰中见血；又肾虚不能纳气，故喘逆日甚；肺阴伤极，症见音哑郑声，则预后不良。由此可见，肺虚咳嗽，重在早期治疗，取清宁膏法，降气消痰，肺脾兼理，肺阴不亏，则他脏不受病，金水相生，而虚火自退，咳嗽自宁。

如阴虚咳嗽无痰，可用琼玉膏滋阴益脾，但需肺热不甚才可用，否则不宜用人参。

● 【原文】

8. 噙化丸

治阴虚久嗽。

麦冬（去心）三两　天冬二两（大约肺燥则喉中作淫[1]痒为咳嗽，故以二冬滋阴润燥，清金降火）　桑皮（火不乘金则嗽自缓，故以桑皮泄肺中之火，蜜炙）三两　款冬花（辛温开豁，却不动火）三两　贝母（去心）二两　百部（润燥清热，兼能杀虫，去心）二两　薄荷末（辛能散热，凉能清制）三两　柿霜一两　花粉（治嗽以理痰为要，故以贝母、柿霜润肺中之燥痰，花粉治膈上之热痰）四两　橘红一两　枇杷叶（蜜炙）二两　紫菀（治痰以顺气为先，三味皆下气，气降火清，痰顺咳止）一两　元参（治胸中氤氲[2]之气，无根之火）一两　五味（咳久必耗气，故用五味酸收之品，蜜炙）一两　桔梗一两　甘草（咳病属上焦，故用甘、桔[3]为舟楫之剂[4]，蜜炙）一两

　　共十六味，蜜丸如弹子大，不时噙化，临卧更佳，亦可更膏服，此润燥清金，降气化痰，而兼收敛之剂。仲淳所制，用治阴虚咳不止者立愈。愚谓世人患阴虚者多，如伤风咳嗽，外邪久而不愈者，宜服之，甚效。

● 【校注】

　　[1] 淫：无节制。

　　[2] 氤氲：迷茫貌，弥漫貌。

　　[3] 桔：原本无，《槐庐丛书》行素草堂版有；又资生丸方中说"桔梗为舟楫之剂"，当补入。

　　[4] 舟楫之剂：又称舟楫之药。某药在一个方剂中引导他药治上焦病证，犹如船之载物上浮，故称。如桔梗、升麻等药，能引药上行达于高处。

● 【评析】

　　本方出自《先醒斋医学广笔记》，既可养肺润燥，又可清肺散热，降气化痰。从方药组成看，祛邪的力量大于扶正，故适用于感受外邪后，邪恋于肺，肺阴受损，肺失清肃的病证。大凡阳气不亏之人，感邪不解，大多从阳化热，久则耗伤阴液，故何嗣宗说"世人患阴虚者多"，这是符合临床实际的。

9.天王补心丹

治忧愁思虑伤心（心为君主，心伤则神去，顷刻立亡。凡云心病，皆包络受伤也）。心血不足，神志不宁（心藏神，肾藏志，心肾不安，故神志不宁静）。怔忡健忘，心跳善惊（皆心血虚少之故，血虚则生火，火菀[1]则生痰，痰动心包，故为惊跳。怔忡者，心中惕惕[2]，恍惚不宁，如人将捕之状也）。虚烦无寐（肾水不上交，心火无制，亦心血少之故也。仲淳云：不寐[3]清心为主也）。大便不利（心主血，心伤血燥，便难）。小便短赤（心与小肠为表里，脏移热于腑也）。咽干口渴（津[4]液少，致灼也）。口舌生疮等症（心火上炎[5]也）。

● 【校注】

[1] 菀（yùn 韵）：通"蕴"，郁结。

[2] 惕（tì 替）惕：恐惧。

[3] 不寐，清心为主也：语出《先醒斋医学广笔记》："治不寐以清心火为第一要义。"

[4] 津：原作"精"，据文义改。

[5] 心火上炎：原作"心上火炎"，据文义改。

● 【评析】

天王补心丹出于《世医得效方》，主治因心失所养而致心神不宁，症见心悸怔忡、虚烦失眠，可伴有大便干燥、咽干口渴等症。本证的病因与忧愁思虑伤心有关，或因肺阴虚累及心阴虚所致，虽可见心火上炎之象，但火不甚旺。

● 【原文】

人参（补心气）五钱　当归（养心血）一两　枣仁（炒）四两　五味子五钱　茯神二两　远志五钱　丹参（安心神）五钱　生地四两　柏子仁二两　麦

冬（益心津）二两　天冬二两　元参（壮肾水）一两　桔梗（引诸药停留上焦，不使速下也）五钱

共十三味，蜜丸如弹子大，加朱砂护心，一两五钱，研细末为衣，一方用黄连，心火甚者加之亦可。食远服[1]，竹叶、灯心汤化服，嚼化汤过口更佳，亦可小剂作汤饮之。

此生津[2]养血、清热、镇心安神之剂，劳心之人所宜服之。昔志公禅师[3]诵经晨夕[4]，邓天王悯其穷劳，锡[5]以此方，因得名焉。如安神，则有石斛、龙齿、珍珠、琥珀；清热，则有犀角、木通、辰砂、益元散；豁痰，则有竹沥、贝母、天竺黄、胆星、牛黄；镇心，则有金箔、代赭石，亦皆随症选用。

● 【校注】

[1] 食远服：距正常进食时间较长时间后服药。

[2] 津：原作"精"，据文义改。

[3] 志公禅师：即志宝（418—514），又称"宝志""保志""保公""志公"，南北朝齐、梁时僧。俗姓朱，金城（今陕西南郑或江苏句容）人。梁武帝敕葬于金陵钟山独龙阜，墓旁建开善寺，谥号"广济大师"。

[4] 晨夕：犹朝夕，旦与暮。天天。晋·陶潜《移居》："昔欲居南村，非为卜其宅，闻多素心人，乐与数晨夕。"

[5] 锡：通"赐"。给予，赐给。《诗·商颂·烈祖》："申锡无疆，及尔斯所。"

● 【评析】

本方有滋阴、养血、安神的功效，对阴虚火不甚旺的失眠尤适。临证加减主要有三种情况：一是心火、内热较甚，症见口舌生疮、小便短赤等，可加黄连、犀角、木通、益元散等药物；二是心神不宁较甚，症见夜不能寐、心跳善惊，可加龙齿、珍珠、琥珀、代赭石等药；三是内有痰热，症见咳痰黄稠或舌苔黄腻，可加竹沥、贝母、天竺黄、胆星、牛黄等药物。

●【原文】

愚按经文，心为五脏六腑之大主，而总统魂魄，兼赅志意，所以忧动于心则肺应，思动于心则脾应，怒动于心则肝应，恐动于心则肾应[1]。凡忧、思、喜、怒、悲、恐、惊七情，虽分属五脏，然无不从心而发。经文云：心主一身之血脉[2]。又云：心生血[3]。是心者，血之源，故心不妄役，则真血日生，唯劳心过度，心血日耗，由是脏腑无所润，筋脉无所养，荣气衰少，邪热随作，所谓阴虚生内热者是也。若肾水不虚，犹能上交于心，心火亦不致灼肺为害，虚则心火无制，亢甚刑金，为咳为喘，肺阴消灼，身体羸瘦，则危亡可待矣。此症不得志者多有之，故治斯症者，必壮水为主，又须顾虑中气为重。大凡虚劳之病，无论何脏受伤，非内热骨蒸，即不谓之虚劳；非食少泄泻，肌肉消瘦，尚不至死地。所以孙思邈[4]谓补脾不如补肾，许学士[5]云补肾不如补脾。二先生深知二脏为生人之根本，故凡病皆宜归重脾肾，不独虚劳为然。

●【校注】

[1] 心为……则肾应：语出《类经·疾病类·情志九气》："可见心为五脏六腑之大主，而总统魂魄，兼该志意。故忧动于心则肺应，思动于心则脾应，怒动于心则肝应，恐动于心则肾应，此所以五志唯心所使也。"

[2] 心主一身之血脉：语出《素问·痿论》："心主身之血脉。"

[3] 心生血：语出《素问·五运行大论》："南方生热，热生火，火生苦，苦生心，心生血，血生脾。"

[4] 孙思邈（581—682）：唐代著名医学家。京兆华原（今陕西耀县）人。他总结了唐以前的临床经验和医学理论，收集方药、针灸等内容，结合个人80年临床经验写成两部医学巨著《备急千金要方》30卷，《千金翼方》30卷。在医学上有较大贡献。

[5] 许学士：即许叔微（1079—1154），字知可，号白沙，又号近泉。宋代杰出的医学家。真州白沙（今江苏省仪征县）人。曾任徽州、杭州府学教授、集贤院学士，人称许学士。许氏对《伤寒论》颇有造诣，著有《伤寒百证歌》《伤寒发微论》《伤寒九十论》等。他善于化裁古方，创制新方，至晚年将

平生应用的验方和医案，整理编写成《类证普济本事方》。

● **【评析】**

虽七情所伤，各有所主之脏，但最终都会扰动心神，是因心主神明，主一身之血脉，心血日耗，则心神失养，心火上炎，如肾水充盈，则可制约心之阴虚火旺，而无大恙。然而，久病不愈，肾阴必损，虚劳乃成，而见骨蒸潮热。如治疗不及，阴损及阳，脾肾阳虚，而见食少、泄泻、身体羸瘦，如此则加剧阴阳两竭，多为不治之证。可见脾肾二脏，一为后天之本，一为先天之本，其重要性不言而喻，凡治病当念念不忘，处处顾及。

● **【原文】**

10. 归脾汤

此汤治思虑伤脾（脾在志为思也），健忘怔忡，惊悸不寐（悸者，心筑筑然[1]跳动也），自汗盗汗（汗为心之液，凡汗出，无有不从心液而来，自汗有阴阳之分，盗汗专属心肾阴虚），或劳倦伤脾（应酬太烦，奔走太多，饮食失节，皆能伤脾），肢体酸痛（脾主四肢肌肉故也，然久立伤骨，久行伤筋，则肝肾亦伤，所以亦有兼筋骨腰酸），嗜卧少食（脾伤，则神亦倦，故嗜卧，又肾病嗜卧，精竭神倦。少食者，胃伤也，或心脾虚痛，所谓胃脘当心痛也），大便不调（脾主健运，虚则或滞或闭，是本病也），血无主统（心虚统血[2]），错经妄行（或上或下），或血虚发热晡热（申酉二时也，心脾血虚，皆发热晡热），或经期不准、闭绝等症（心脾受伤之故，亦有房劳伤肾，恼怒伤肝，而损冲任二脉之所致者）。

● **【校注】**

[1] 筑筑然：心跳动急速状。

[2] 心虚统血：此句当作心虚不能主血、脾虚不能统血解。

● 【评析】

归脾汤出于《济生方》，主治因脾虚，气血不足，导致的心脾两虚证，症见神疲嗜卧或惊悸不寐，自汗或盗汗，健忘，食少，大便溏薄或闭滞，妇女崩漏或闭经等。

心脾两虚证，有以心血虚为主，有以脾气虚为甚，故症状表现不一，如以脾气虚为主，则见神疲嗜卧、食少、便溏。脾虚不能统血，故见便血、崩漏，亦包括闭经，此亦属脾不统血，治疗重视治脾，此乃何氏特色。

● 【原文】

人参（虚者多用） 黄芪（蜜炙） 白术（泔水浸半日，土蒸晒干，再用白蜜，调入人乳浸，照法蒸晒九次）各三钱（切片，用朱斑[1]点者更佳） 甘草（炙，补气健脾）五分 茯苓二钱 远志（安神补心，以生心神）五分（原方[2]无） 枣仁（炒，研）四五钱 当归（养心血，益脾以生心）五分（原方无） 桂圆肉（甘先入脾，以脾喜甘也）十枚 木香（香能快气，以脾喜通也）四五分

惊悸怔忡，加砂仁、麦冬。不寐，多用枣仁、桂圆，加生地、麦冬、石斛、竹叶。如有痰者，加竹沥、天竺黄。自汗，多加参、芪。盗汗，多用枣仁，加白芍、五味、地、冬，而参、芪、木香等味，随症减去。肢体酸痛，加牛膝、续断、二地、秦艽。食少，多用人参。胃脘心痛，倍木香，加橘红、砂仁。大便泄泻，加白术、米仁、山药、莲肉。便血，加生地、白芍、麦冬、五味。血热甚者，加地榆。血虚发热晡热，加地、冬，参、芪、木香随症去留。如因肝经血虚而寒热如疟者，则宜道遥散加减。如肾中阴虚而发热者，则宜保阴煎、六味丸之属。经水先期者为血热，色紫黑者为热之甚，加二地、白芍、麦冬、五味。热甚者加龟甲、黄柏，参、芪、木香随症去留。后期者为血虚，色淡者为虚之甚，倍当归，加地、芍、枸杞、麋角、龟甲，兼服六味丸、左归。经水或前或后不一，其症气乱，患从虚治，乃照上法，再加四制香附（为气病之总司，女科之主帅。同艾醋[3]浸二夜，分作四分，一分盐水浸炒，一

分酒浸炒，一分童便浸炒，一分人乳浸炒）。经水闭绝，属心脾虚者，倍当归，加地、芍。若因火盛阴虚水枯者，宜添用六味、左归之属，加柏子仁、泽兰、麦冬、白芍。如因气菀血滞，或肥人痰多壅闭等症，另消息[4]治之。崩漏加地、芍、麦冬、五味、萸肉、龟甲、血余。本方加柴胡、山栀是加味归脾汤也。

● 【校注】

[1] 朱斑：此处指朱砂。

[2] 原方：指宋·严用和《济生方》之归脾汤，方中无当归、远志，至明·薛已补此二味。

[3] 艾醋：浸泡有艾叶的米醋。

[4] 消息：斟酌。

● 【评析】

　　本方有健脾益气、补血养心的功效，气血双补，心脾同治。临证加减主要有三种情况：一是心血虚偏甚，症见惊悸、不寐、盗汗较重，可加生地、麦冬、石斛、竹叶、五味子，多用枣仁、桂圆，盗汗宜去人参、木香等温燥之品；二是脾气虚偏甚，症见纳呆、便溏、胃脘痛、自汗等，可加砂仁、白术、米仁、山药、莲肉、橘红等，并多用人参、黄芪、木香。脾虚不统血，症见便血或月经先期，加生地、白芍、麦冬、五味子、地榆等药，崩漏再加山茱萸、龟甲、血余炭等，人参、黄芪、木香等温燥之品随症去留。如月经后期，经血色淡，或闭经，可倍用当归，加地黄、白芍、枸杞、麋角、龟甲，兼服六味丸、左归丸等。月经不调宜用香附，其炮制需四制，即先用艾醋浸二夜，然后分作四份，一份盐水浸炒，一份酒浸炒，一份童便浸炒，一份人乳浸炒。四制香附配当归治疗妇科病，气血双调，此亦是何氏治疗特色。三是兼有气滞血瘀，或痰湿者，前者可加柴胡、泽兰，或合用逍遥散，后者可加竹沥、天竺黄等。

● 【原文】

此方补气养血安神，仍心、脾、肝三经之药，宋·严用和以创所治。《内经》所谓二阳之病发心脾，有不得隐曲，女子不月者也[1]。阳明胃与大肠为二阳，盖人之情欲，本以伤心，母伤则病及其子。劳倦本以伤脾脏，脏病则连及于腑。故凡内而伤精，外而伤形，皆能病及于胃。此二阳之病，所以发于心脾也，不得隐曲，阳道病也。夫胃为水谷之海，气血之源，主化营卫而润宗筋。如经云：前阴者，宗筋之所聚，太阴阳明之所合也[2]。胃病则失生精化血之源，故为阳衰少精，其女子则为不月。又云：其传为风消[3]，其传为息贲[4]者，死不治[5]。胃家受病，久而传变，则肝木胜土，风淫而肌体消弱；胃病则肺失所养，故气息奔急，气竭于上，由精亏于下，败及五脏，故死不治。所以病才见端，即为治疗。

● 【校注】

[1] 二阳之病……女子不月者也：语出《素问·阴阳别论》："二阳之病发心脾，有不得隐曲，女子不月。"王冰注："隐曲，谓隐蔽委曲之事也。"此处指大小便。不月，指女子月经闭止不来。

[2] 前阴者……太阴阳明之所合也：语出《素问·厥论》："前阴者，宗筋之所聚，太阴阳明之所合也。"

[3] 风消：指因情志郁结，精血虚少，引起形体瘦削的一种证候。

[4] 息贲：古病名，五积之一，属肺之积。主要表现为胁下有包块，形如覆杯，可见发热恶寒、胸闷吐逆、咳吐脓血等症。

[5] 其传为风消……死不治：语出《素问·阴阳别论》："其传为风消，其传为息贲者，死不治。"

● 【评析】

归脾汤治从心、脾、肝三经用药组方，而取补气、养血、安神的功效，其中关键在于调治脾胃。脾、胃、肠是纳谷、熟腐、运化、存精去粗的脏腑，是气血生化之源。脾与胃不仅生理关系密切，病理上亦互相影响，故一方病变即可导致气血化生不足，从而累及他脏病变，最终败及五脏而不治。因此，在疾病早期就调治脾胃才是上策。

● 【原文】

　　原方无远志、当归，薛氏加入以治血虚，又加入丹皮、山栀以治血热，而阳生阴长之理乃备。随手变化，通于各症，无不神应。赵氏[1]谓凡治血症须分三经用药，心生血、脾统血、肝藏血[2]。归脾汤一方，从肝补心，从心补脾，率所藏所生而从所统。所谓隔二之治，其意盖归重血分药一边。后人不解，妄为加减，尽失其义。即有稍知者，亦只谓治血从脾，而严、薛二家之旨益晦。高鼓峰[3]熟于赵氏之论，独悟其微，谓木香一味，香先入脾，纵欲使血归于脾，此虚血归经之法。然嫌其香燥，反动肝火，而干津液，故其用每去木香而加白芍，以追已散之阴；且心血衰少，火必刑金，白术燥烈，恐增咳嗽，得芍药则太阴为养营之用。唯脾虚泄泻者，方留木香以醒脾。脾虚挟寒者，方加桂、附以温经。而外此[4]，皆出入心、脾、肝三经，甘平清润之药。

● 【校注】

　　[1]赵氏：指赵献可。

　　[2]凡治血症……肝藏血：语出《医贯·绛雪丹书·血分论》："凡治血证，前后调理，须按三经用药，心主血，脾裹血，肝藏血，归脾汤一方，三经之方也。"

　　[3]高鼓峰：名斗魁，字旦中。清代医家。浙江鄞县人。著有《医家心法》《四明心法》《四明医案》等书。高氏论病偏重内因，重视脏腑功能失调，尤其着眼于真阴真阳的偏盛偏衰。治疗上着重调整水火之偏，补上升阳和疏肝理郁，并有一定的创见。曾与吕留良结交，共论医术，对吕有一定影响。

　　[4]外此：此，指木香。"外此"意指除木香外。

● 【评析】

引赵献可治血症须分心、肝、脾三经用药之说，以释归脾汤组方之旨。并指出临证用药的注意点，如血虚火旺者，宜去木香、白术，加白芍；脾虚泄泻宜留木香，夹寒者宜加桂枝、附子。

● 【原文】

愚谓经期不准、闭绝崩漏及便血诸症，本方加减多所相宜。若呕吐诸血，果属气虚不能统摄，必面色黄白而无神，语言轻微而倦怠，脾胃虚薄而不调，六脉微弱而不数者，亦可用本方。然患气虚失血者甚少，即思虑伤心，虚劳将成未成之界，未见肺肾阴虚诸症，而兼脾虚证候，则宜是方。若内热甚，骨蒸潮热，已成虚劳，又宜壮水滋阴为要，纵之食少便泄，非参、术、黄芪助阳之品所宜矣。若劳役而兼劳心者，是心脾俱伤，具前列之病症，未见肺肾阴虚诸病者，可用本方加减。然劳倦伤脾，是脾之阴分受伤者居多。故经云：阴虚生内热。因有劳倦，形气衰少，谷食不盛，上焦不行，下脘不通，而胃气热，热气熏胸中，故内热[1]。是宜补脾胃之阴。此劳役太过，阳和之气亢极化火，火旺则阴虚内热，但非比色欲伤肾，真阴虚而生内热之难疗。经文云：有远行劳役，逢大热而渴，渴则阳气内伐，内伐则热舍于肾。肾者水脏也[2]。今水不胜火，则骨枯而髓虚。远行劳役，骨必受伤。逢大热者，或逢天令之热，或阴不足而本热，火旺水亏，故骨枯髓虚，而肾虚诸症见矣。此平时色欲过度，以致不能劳役而然，急当壮水滋阴为主，亦非本方之所宜也。

● 【校注】

[1] 阴虚生内热……故内热：语出《素问·调经论》："帝曰：阴虚生内热奈何？岐伯曰：有所劳倦，形气衰少，谷气不盛，上焦不行，下脘不通。胃气热，热气熏胸中，故内热。"

[2] 有远行劳役……肾者水脏也：语出《素问·痿论》："有所远行劳倦，逢大热而渴，渴则阳气内伐，内伐则热舍于肾，肾者水脏也。"

● 【评析】

归脾汤治疗妇女经期不准、闭绝、崩漏及便血诸症均有良效，然以脾虚所致者为适宜，患者多伴有面色黄白而无神、语声轻微而倦怠、脾胃虚弱而不调、六脉微弱而不数等症。如阴虚内热，已成虚劳证，伴骨蒸潮热等症，则非本方之所宜，须急当壮水滋阴治之。

● 【原文】

11. 消遥散

治菀怒伤肝，肝血虚少（抑菀多怒，则肝旺而血伤），寒热如疟（必先有微寒，此阳陷入里之故，肝血少则发热，非如真疟之大寒大热也），暮热朝凉（血虚则暮热，起居如常，故此症最宜误人），五心烦热，鼻燥咽干（血虚则内热矣），头晕眼花，两目干涩（肝伤血少之本病也），胁肋作痛（肝脉布胸肋也），肢体尽痛（血不能荣筋[1]也），嗜卧少食（子病及母故嗜卧，肝木乘胃故少食），月水不调（血热相搏故也），或小腹重堕，小水涩痛或肿痛出脓（亦有阴中痒者，皆肝火所致，以肝脉绕阴器、抵小腹也），或遍身瘙痒，赤白游风，或瘰疬[2]结核等症（肝伤血旺，火燥生风，或疱疮瘙痒，或脓水淋漓，或赤或白，游行无定。瘰疬结核，皮色不变者，皆属肝火血燥而筋挛所致，瘰疬则累累如贯珠，多生于耳前、耳后、胸肋间；结核则如榛[3]如豆，亦有累累如贯珠者，不拘头项肢体，皆结也）。

● 【校注】

［1］筋：原作"胁"，据文义改。

［2］瘰疬：病证名。俗称疬子颈，多发生在颈部，有时也发生在腋窝部。患处呈硬块，溃烂后流脓，不易愈合，相当于现代淋巴腺结核。

［3］榛：植物名。落叶灌木或小乔木，结球形坚果，称"榛子"，果仁可食。

● 【评析】

逍遥散出于《太平惠民和剂局方》，主治肝郁血虚、肝脾不和所致证候，症见胁肋作痛、寒热往来、头晕眼花、目涩咽干、神疲食少、月经不调等。本证肝气郁结是为关键，肝郁则每每影响脾胃，故多见肝脾同病证候。

● 【原文】

柴胡（能散诸经血结气滞）、薄荷（木不宜菀，故以柴、薄之辛以散之，此赵氏[1]加入）、白芍（肝气不可补，白芍之酸寒，以泄肝火）、当归（肝血不可亏，归为血药以养之，如嫌辛温，些些少用之，故佐生地凉血补阴之品，或另代二地、丹皮、麦冬之属）、白术（乳制，木盛则土衰，术以扶之，嫌香燥，或另代石斛、米仁、山药之属）、茯苓（木枯则易焚，木火通气，心必不安，苓以安心，愚每用兼麦冬以清心降火）、甘草（肝为将军之官，火动必猛烈，丹溪云：火盛不可骤用寒凉[2]，盖恐扑之而愈焰，以生甘草兼泄兼缓，则猖狂自定）各五钱

加丹皮（凉血活血）、山栀（泻火）各五分，名加味逍遥散。赵氏以山栀屈曲下行泄水，改用吴萸、姜汁炒川连。吕晚村[3]云：山栀亦不止治水，但不若川连之运用在上，能达心胃之菀耳。愚谓，如见吞酸症者，用之如神。此方辛散酸收，甘缓养血，而兼宁心扶脾之剂，乃肝经之要药，女科之神剂也。

● 【校注】

[1] 赵氏：指赵献可。

[2] 火盛不可骤用寒凉：语出《丹溪心法·卷一·火六》："凡火盛者，不可骤用凉药，必兼温散。"

[3] 吕晚村：即吕留良（1629—1683），字庄生，号晚村，又称东庄。明末清初思想家兼医家。崇德（今浙江桐乡）人。宗程、朱理论，32 岁时与名医高鼓峰交往，共论医术，研读医书，并曾为人治病，但不以医名，治病重温补。曾评注《医贯》，撰有《东庄医案》1 卷。

● 【评析】

　　本方疏肝理气，健脾和血，是谓肝脾同治，气血双调。本方的加减变化，有加丹皮、山栀，以增强凉血、泻火作用，或不用山栀而用黄连，何嗣宗认为此尤适合嗳气吞酸者。此外，妇科诸疾多与肝脾不调、气血不和有关，故常用本方治疗。

● 【原文】

　　《仓公传》与《褚氏论》[1]皆曰：师尼寡妇，独阴无阳（阴阳以男女言），欲心萌而未遂，是以恹恹[2]成病，以致午寒午热而如疟状，久则成劳。愚谓大凡女人多气多菀，菀怒则伤肝，气结血凝，火旺血虚而成劳。所以前论云：童子室女不生欢笑，及寡妇僧尼易犯此病也。立斋《女科医案》多用此方，屡屡见功。又云：若因菀怒伤肝而寒热，有怔忡、不寐、少食等症者，添以加味归脾汤治之。李时珍曰：寇氏[3]乃谓柴胡"《本草》[4]无一字治劳"，不分五脏，一概摈斥，殊非通论。东垣则谓柴胡有热者加之，无热则不加。愚谓劳有五劳，病有五脏，柴胡肝、胆、心包、三焦引经之药，故劳在肝而寒热如疟者，正宜用之；若劳在肺肾者，不可用耳。沈氏云：如病起于肝，先见胁痛而后咳嗽，乃木挟心相刑金[5]。先治其本，加清金之药，兼治其本之标，原有菀甚疏肝之说也。嘉言谓：虚劳畏寒恶热，禁用小柴胡汤[6]。又云：骨蒸发热，热深在里，柴胡轻扬之剂，恐引热势外出，甚而增其炽，灼干津液于肌肉[7]。正与上言劳在肺肾，不用柴胡之说相合。此方赵氏极称其用之广而效之神。凡寒热往来似疟，吞酸呕吐，嘈杂胸痛胁痛，小腹胀闷，头晕盗汗，黄疸风湿，疝气飧泄，一切菀症，皆对症之方，以此加减出入，无不获效。愚按师尼寡妇，欲念一萌，肾中相火必动，动久则水必亏，菀怒伤肝，火旺血虚，肝木将槁，若非肾水浇灌，则干柴烈火燎原，不可遏止，虽用本方，必兼壮水为主。

● 【校注】

　　[1]《褚氏论》：指《褚氏遗书》。

　　[2]恹（yān 烟）恹：精神萎靡貌。

［3］寇氏：指寇宗奭（shì 奭）。宋代药物学家。生活于 12 世纪。籍贯不详，原为澧州（今湖南澧县）县吏。通明医理，尤精于本草学，重视对药性的研究，历经 10 余年搜求访辑，并据自己长期对实物的观察和实验，参考诸家之说，于 1116 年写成《本草衍义》20 卷，收载常用药物 460 种，对后世本草学的发展有一定的影响。

［4］《本草》：当为《本经》。据《本草衍义》卷七柴胡：《本经》并无一字治劳，今人治劳方中鲜有不用者。"

［5］如病……刑金：语本《杂病源流犀烛·脏腑门·肺病源流》："五志之火上炎，阴虚内烁，肝火挟心而刑金，亦能伤肺，故其现症。"

［6］虚劳……小柴胡汤：语本《医门法律·虚劳门·虚劳脉论》："凡虚劳病，畏寒发热者，卫虚则畏寒，荣虚则发热耳。当缓调其荣卫，俾不相亢战，则寒热自止。若以外感少阳经主寒热，用小柴胡汤治之，乃至汗多而卫伤于外，便溏而荣伤于内，寒热转加，医之罪也。"

［7］骨蒸发热……肌肉：语本《医门法律·虚劳门·虚劳脉论》："凡治骨蒸发热，热深在里，一切轻扬之药，禁不可用。用之反引热势外出而增其炽，灼干津液，肌肉枯槁四出，求其止在内里，时蒸时退，且不可得，安望除热止病乎？医之罪也。"

● 【评析】

大凡肝郁与情志失畅有关，郁怒伤肝，久则成劳。至于方中柴胡，有认为虚劳不能用，但何嗣宗认为，虚劳病损在肝，而见往来寒热、嘈杂吞酸呕吐、胸痛胁痛等症，是适宜可用的。如有肾阴亏虚，则需兼用滋肾补阴之品。

● 【原文】

12. 仲淳吐血验方

治吐血如神。

生地（补肾壮水制火）四钱　白芍（制肝敛气凉血）四钱　麦冬（清心，

心既清宁，妄行者息）五钱　天冬二钱　贝母二钱　桑皮（清肺，肺得清肃，气能下降）二钱　米仁（养脾，脾旺则能统血）五钱　苏子（炒研）五钱　橘红二钱　枇杷叶（降气，气降则血自归经）三大片　茅根（甘寒能除内热，性又入血分消瘀）一二两　牛膝（引药下行，生用则去恶血）　鳖甲（肝经血分之药，补阴清热，兼能下瘀）四钱　降香（降气下瘀）一钱

此方滋阴凉血，清热降气，而兼行瘀之剂，累试应验。然阴无速补之法，非多服不效。病者欲速其功，医者张皇[1]无主，百药杂试，以致殒身。

● 【校注】

[1] 张皇：慌张。

● 【评析】

仲淳验方出于缪仲淳的《先醒斋医学广笔记》，从组方看，有滋阴凉血、清肺降气、化痰的作用，故可用于咯血、咳血。此处所言吐血，应指肺络损伤之出血。

● 【原文】

仲淳既立前方，更发明之，云治吐血有三要法：一宜行血，不宜止血。血不循经络者，气逆上壅也，降气行血，则血循经络而自止矣。若止之则血凝，必发热恶食及胁痛，病日沉痼矣。

二宜补肝，不宜伐肝。经云：五脏者，藏精气而不泻者也[1]。肝为将军之官，主藏血。吐血者，肝失其职也，养肝则肝气平而血有所归。若伐之则肝不能藏血，血愈不止矣。

三宜降气，不宜降火。气即火，火即气，故气降则火降，血随气行，无溢出上窍之患。若用苦寒降火，则反伤脾胃，脾虚不能统血矣。

● 【校注】

[1] 五脏者，藏精气而不泻者也：语出《素问·五脏别论》："所谓五脏

者，藏精气而不泻也，故满而不能实。"

● 【评析】

大凡出血之由，或因血热妄行，或因瘀血阻脉，或因肝阳亢而不藏血，或因脾气虚而不统血等等，仲淳治吐血三要法，应是切中这些病因病机，因此其所创方剂效如桴鼓。

● 【原文】

今之疗吐血者，其患有三：芩、连、知、柏、栀、硝、黄，此苦寒败脾伤胃，一也；干姜、桂、附，此辛热助阳劫阴，二也；人参、黄芪所谓肺热还伤肺，三也。亦有用人参而愈者，此是气虚而咳嗽，不由阴虚火炽所致，乃百不一二也，失血方论，平正切用[1]者，莫若仲淳。然诸家皆有治论，不可不考。

刘氏云：阿胶、郁金，皆治血之神药，患无真者，沙参虽补五脏之阴，其性平淡，未能捷效，市中所售，皆近山之土桔梗，误用之则反提浊气，不可不辨。至若三七、血余、山羊血、人中白之属，皆称要药，亦随宜取用。本草方云：吐衄血，来势甚者，以麦冬一斤煎浓汁，入炼蜜少许，分作二服即止。士材[2]云：凡吐血，如脉洪大有力，精神不倦，胸中满痛，或吐血块，宜牛膝、生地、赤芍、丹参、桃仁、大黄之属，从大便导之，血以上出为逆，下出为顺，此釜底抽薪之法；若吐血已多，困倦虚乏者，不可行也[3]。沈氏云：若倾盆大吐不止，乃伤肝、脾、肾真阴，木火过旺，脾胃气虚不摄，必须顾虑元气，以防气脱，急当破格挽回，暂用独参汤一两，入童便温服（赵氏[4]用人参一二两为细末，入飞罗面[5]一钱，新汲水调收稀糊，不时啜服）。盖有形之血不能速生，无形之气所当急固。恐阴血未尽，阳气先脱而死，俟其大势稍定，再用阴分之药，则万举万当。

赵氏云：凡治血症，先分阴阳[6]。阴虚者，壮水滋阴为主。间有阳虚者，其人平素气虚夹寒，更或身受寒气，口食冷物，脾胃愈虚而不能统血，血亦错行，所谓阳虚阴必走耳！其血必黑暗，其色必㿠白，其身必清冷，其脉必微迟，无内热骨蒸虚劳诸症者，可用理中汤（干姜炒黑，则止而不走，亦兼散凝血），加木香、当归之属，以理中汤能止伤胃吐血，理中焦之虚寒。若肾中之真阳衰弱，下焦寒冷，龙火上炎，血随上出者，必有真寒的症，当服八味冷饮，以引火归原。

● 【校注】

[1] 平正切用：平正，公正意。切用，指切实可用。

[2] 士材：指李中梓。

[3] 凡吐血……不可行也：语出《医宗必读·卷六·虚劳》：“上盛下虚，血随气上，法当顺气，气降则血归经矣，苏子降气汤。脉来微软，精神困倦，是气虚不能摄血，人参饮子或独参汤。脉洪有力，精神不倦，胸中满痛，或吐血块，用生地黄、赤芍药、当归、丹皮、丹参、桃仁、大黄之属，从大便导之。血以上出为逆，下出为顺。苟非大虚泄泻者，皆当行之以转逆为顺，此釜底抽薪之妙法。若吐血已多，困倦虚乏者，不可行也。”

[4] 赵氏：指赵养葵。《医贯·绛雪丹书·血症论》：“凡内伤暴吐血不止，或劳力过度，其血妄行，出如涌泉，口鼻皆流，须臾不救即死。急用人参一两或二两为细末，入飞罗面一钱，新汲水调如稀糊，不拘时啜服。”

[5] 飞罗面：指磨面时飞落下来混有尘土的面。《本草纲目·谷部》：“小麦面，医方中往往用飞罗面，取其无石末而性平易尔。”

[6] 凡治血症，先分阴阳：语出《医贯·绛雪丹书·血症论》：“凡血证，先分阴阳。”

● 【评析】

何嗣宗从临床实际总结了因阴虚火旺致肺络损伤出血的治误，主要有三：一是过用苦寒而伤脾；二是误用辛热使阳亢阴竭，而伐肝助火；三是过用人参、黄芪温燥伤肺。对照仲淳治吐血三要法，更显其平正切用，故何嗣宗推崇之。

此外，各医家亦有各自经验，不妨参考之，如釜底抽薪，引血下行法；或急补阳气以摄血；或先分辨阴阳而后随证治之等。并告诫选药要用道地药材，误用假货反害病。

● 【原文】

既分阴阳，又须分三因。风、寒、暑、湿、燥、火属外因。余曾治一人，家贫，冬天居火室中，卧大热炕上，而得吐血。余谓贫人冬天居火室，衣盖单簿，表感微寒，壅遏里热，火邪不得舒伸，故血出于口。忆仲景于太阳伤寒，当发汗而不发汗，因致衄血者，用麻黄汤（衄家不可发汗，经有明训，此麻黄汤一条，是用在血前，非用在血后，发汗则痉，不可法也。夺汗无血二语，不作如此解，所言夺血夺汗均是大伤津液，并非发汗即可止血之意，此解大误，赵氏此案不可从也）。遂效其法以微汗之，一服而愈。盖汗与血一物也，夺血者无汗，夺汗者无血，自然之理也。若伤暑而吐血者，必其人心烦、口渴、眩晕、面垢、自汗、呕恶等症，其脉必虚，宜竹叶石膏汤，以清解暑邪，加犀角、生地以凉血清心，盖暑伤心，心主血故也。又经云：湿淫所胜，民病见血[1]；燥气流行，咳逆血溢[2]。是以治湿、治燥为本，而兼治其标。盖世人患阴虚者多，只因内有阴虚火症，外为风寒暑湿所菀，菀则火不得泄，血随火妄行而越出诸窍矣。

喜、怒、悲、思、忧、恐、惊为内因，是故怒而动血者，火起于肝；忧而动血者，火起于肺；思而动血者，火起于脾；惊而动血者，火起于心；劳而动血者，火起于肾。能明乎"火"之一字，而于血之理，思过半矣。

斗殴跌扑，负重闪挫，及饮酒过多，炙煿[3]辛热过啖[4]者，皆为不内外因，随宜施治。

● 【校注】

[1] 湿淫……见血：语本《素问·至真要大论》："岁太阴在泉，草乃早荣，湿淫所胜……阴病血见。"

[2] 燥气……血溢：语本《素问·气交变大论》："岁金太过，燥气流

行……咳逆甚而血溢。"

[3] 炙煿（bó 博）：炙煿指煎、炒、炸、烤、爆一类的烹调方法。经炙煿的食物，性多燥热，多食易伤胃阴，生发内热。

[4] 啖：吃。

● 【评析】

出血原因除疾病所致阴虚火炎、阳虚不固外，还有外邪入侵、情志扰动、跌扑受伤、劳力过度、饮酒或食辛热过多等外因、内因和不内外因。并举一案例说明之，此乃感寒于外，郁热于里，迫血而出，治取发汗解表，郁热得伸，血自循脉。若暑邪迫血，多伴气虚，宜用竹叶石膏汤，以清解暑邪，加犀角、生地以凉血清心。凡此，当以邪气特性而随证治之。然无论何种因素侵扰而导致血证，总与患者原有阴虚火症有关，外加因素是诱发之因。

● 【原文】

凡失血之后，必大发热，口渴、心烦、微汗，六脉豁大空虚，名曰血虚发热。古方用当归补血汤，不若六味汤治之为善也。赵氏所论阳虚及真阳衰弱，并外感风寒湿气诸症失血，此非恒有之症，必审察明确，方可依此施治，不宜漫为尝试。纵遇此症，当中病即止，不可过剂。按嘉言云：桂、附引火归原之法，可暂而不可常[1]。观其治卒暴中寒，阳微阴盛之症，用桂、附回阳之后，即改用地、冬、梨汁、竹沥甘寒之属。辛热之药，始先不得已而暂用，阳即安堵[2]，即宜休养[3]其阴。则凡应用辛热辛散之剂，其不可过用也明矣。况虚劳失血，的系[4]阴虚，当从仲淳方论为主。前云有吐血而仍非虚劳者，如上所言诸症是也。

● 【校注】

[1] 桂、附……不可常：语出《寓意草·答门人问州守钱希声先生吐血治

法》："古方治龙雷之火，每用桂、附引水归原之法，然施于暴血之症，可暂不可常。"

［2］安堵：安居。不受干扰。

［3］休养：调养。

［4］的系：确是。

● 【评析】

失血之后，往往阴亏内热而多有发热，此种血虚发热，治疗当以滋阴、养血、清热为佳。即使有阳虚寒证，需用温阳散寒之品，亦须中病即止，不可过用，且阳回寒祛后，即需休养其阴以善后。

● 【原文】

13. 乳金丹

治虚劳等症，久服神效。

香甜浓人乳，置薄银碗内，隔汤煮，再以竹箸[1]劈开一头，夹上号[2]沉香，线扎，不住手搅之，乳干为度。众手丸如桐子大，早晚白滚汤送下三四钱。可用参者，参汤下之弥佳。

此方乃营卫之形质，而无寒热阴阳之偏，大补营卫气血，亦返本归原之上品也。

● 【校注】

［1］竹箸（zhù 注）：竹筷。

［2］号：原无此字，据《槐庐丛书》行素草堂版补入。

● 【评析】

现可用牛乳制作，合以人参汤服用，有平补气营之效。但肺热较盛者慎用。

14. 坤髓膏

补中填骨髓，润肺泽肌肤，安五脏，平三焦，续绝阳，益气力，除消渴，宁咳嗽。久服增年，虚损更宜。

黄牛脊髓（腿髓全更佳，去筋、骨，打烂）八两　山药（蒸、研末）半斤
炼白蜜八两

共捣匀，入磁器内，隔汤煮，一枝香为度[1]。空心用，鸡子大一块，白滚汤调服。

此补精填髓、润肺宁神之剂，诚简便之良方，虚损之神药也。

● 【校注】

[1]一枝香为度：指燃尽一支香的时间。

● 【评析】

黄牛脊髓为血肉有情之品，故有补精填髓作用，山药、白蜜润肺益脾，三味均是食、药两用之品，不失为简便平和的补损良方。

● 【原文】

15. 自制白凤膏

治虚劳，内热骨蒸，咳嗽痰血。

乌嘴凤头白鸭一只，令饿透。将二地、二冬、青蒿、鳖甲、地骨皮、女贞子各[1]四两，共为末，或用八仙长寿丸[2]为末亦可，每籼米[3]一升，用药一两同煮。连汤水与食，令极肥。宰血陈酒冲服，将鸭去毛，挖空肚杂，如常用甜白酒，加盐少许，煮烂，空心食之更妙。

若作丸服，仍用前药一料，为细末，入鸭腹中，麻线扎定，以清白人溺煮烂，去骨，捣为丸服。

此方滋阴除蒸，化痰止嗽，亦血肉有情之剂。虚劳之人，所宜常服，诚圣品也。

● 【校注】

[1] 各：原本无，据文义补。

[2] 八仙长寿丸：六味地黄丸加麦冬、五味子即是。

[3] 籼米：籼稻碾出的米。黏性小，出饭多。《本草纲目·谷一·籼》："籼米，气味甘、温、无毒。"

● 【评析】

白鸭性凉，用养阴、清热、退虚热的中药，合以籼米同煮喂养，使肥鸭既富含营养，又有滋阴清热、健脾养胃的功效，适用于虚劳、肺肾阴虚、内热骨蒸的患者。另法：作丸服，用料同水煎剂。但此用人尿同煮，人尿有清热、祛瘀、止血的功效，且咸寒益肾。要获得清白人尿，可参照前法，即先用麦冬、米仁煎汤多饮，则小便就会清白。

● 【原文】

16. 四圣丸

治虚损如神。

河车胶十二两，龟甲胶半斤，麋角胶四两（以上三味，名曰三益膏）。人参十二两（为细末，人乳拌蒸，或晒，或烘干，拌）重少四两[1]（若肺间有火，咳甚痰多，不宜用人参者，以白茯苓代之，制亦如上法）。浓麦冬汤入三益膏，隔汤炖烊，捣匀为丸，如桐子大，空心白滚汤送下四五钱，或三益膏中加茯苓、乳粉拌匀，麦冬汤化服亦可。

此峻补精血之神剂，无有更出其右者。好色之人，及本元虚弱之体，或此丸或卫生膏之属，预宜常服。若已成劳，内热骨蒸等症者，更宜添壮水滋阴除蒸之品，加二地、二冬、青蒿、鳖甲、骨皮、女贞子之属是也。

［1］重少四两：此处指所用十二两人参细末，经拌蒸、烘晒干燥后，重量减少四两，即剩八两，入药。

●【评析】

四圣丸是以三益膏，即河车胶、龟甲胶、麋角胶三味熬膏而成为基础，加入蒸晒后的人参粉组成，具有填精益气的作用。药物不多，但阴阳气血兼顾，对虚劳病人甚合。如内热虚火较甚者，可加入生地、天冬、青蒿、地骨皮等药物，以滋阴清热除蒸。

●【原文】

17. 卫生膏

治虚劳等症，久服大效。

人参、黄芪（二味肺热者去之，不可用），生地、熟地、天冬、麦冬、枸杞子、牛膝、圆肉、五味子（以上去[1]桂肉[2]、五味、黄芪，即集灵膏），熬成膏，再加鹿角胶（真阴虚者，麋角胶以代之），龟甲胶、全虎骨胶（全具去尾骨，浸三日，刮去黑秽，微煮一滚，再洗净，煎三日夜，去骨，即熬成膏）。霞天膏（黄牛肉去皮、血、油，浸去血水，频频换水，乃得不膻气，煎浓汁，去肉，熬成膏）。梨汁膏（自煎）

十四味，各等分，五味子减去其半。

此方益气血，生津液，补精髓，壮筋骨。凡气血虚弱之人，宜预服之，久服自然神效，老人常服，能御妾生子以长年，诚卫生之神品也。

●【校注】

［1］去：原本无，参"保阴煎"篇，据文义补入。

［2］桂肉：指桂圆肉，即方中圆肉。

● 【评析】

　　本方方义同四圣丸，虽不用河车胶，但有二地、二冬、枸杞、五味子、圆肉等，滋阴补血力量亦较强，且适合男性病人，对虚劳体弱者宜尽早服用。

● 【原文】

18. 资生丸

　　健脾开胃，消食止泻，调和脏腑，滋养营卫，神效不能尽述。

　　人参（补脾胃之元气）三两　白术（健脾之阳，陈壁土拌蒸，借其土气以助之，同乳九制，制其燥性以驯之）三两　茯苓一两五钱　甘草（炙）五钱　山药（蒸）一两五钱　扁豆（去壳炒）一两五钱　莲肉（去心炒）一两五钱　米仁（淘净炒）三两　芡实（补脾之阴，炒）一两五钱　藿香叶五钱　楂肉（炒焦）三两　白蔻仁（去衣炒）三钱　橘红（辛香以流滞气）二两　神曲（消导以助其健运，炒）三两　川连（泻肝脾之火，酒炒裁用）、桔梗（为舟楫之剂）各五钱　泽泻（利脾胃之湿，炒）三两

　　共十八味，蜜丸如桐子大，重四五钱，开水送下。

　　此调补脾胃之圣药。方下所治，非为虚劳设也。然虚劳症最重脾胃，如食少泄多，用补阴药不效，上焦不致烦热甚者，必不得已，权用参、术，间服此方，庶几[1]近之。临证斟酌暂投，无使有阳旺之患耳！按嘉言论参术胶[2]一方，谓治虚劳药品精贵，功效敏速，莫逾于此[3]。然虚劳症之属气虚阳虚者绝少也。

● 【校注】

　　[1]庶几：差不多之意。

　　[2]参术胶：参喻嘉言《医门法律·虚劳门》，当为"参术膏"。

　　[3]治虚劳……莫逾于此：语出《医门法律·虚劳门·虚劳门方》："而治虚劳尤在所必用，药品精贵，功效敏速，莫逾于此。"

● 【评析】

本方以《太平惠民和剂局方》参苓白术散为基础，加芡实、藿香、山楂肉、橘红、神曲、黄连、泽泻等药物，具有健脾化湿、助运消导的作用。本方虽非专为治虚劳所设，然虚劳病人常伴有脾胃虚弱、运化失司、症见纳呆、泄泻等，此时徒用滋阴填精药不但不能接受，反增其害，故需用本方先调治脾胃，待纳增、便调，再用补虚治疗。

● 【原文】

19. 大黄䗪虫丸

䗪，音柘。䗪虫[1]，查书即鼠妇[2]。若从鹿字，麤即名蟟蛄[3]。

《金匮》云：五劳虚极羸瘦（经云：五劳所伤，久视伤血，久卧伤气，久坐伤肉，久立伤骨，久行伤筋[4]，是血气肉骨筋，各有虚劳病也，然必至脾胃受伤而虚乃难复，故虚极则羸瘦，大肉欲脱也），腹满（脾不健运也），不能饮食（胃不容纳也），食伤、饮伤、忧伤、房劳伤、饥伤、劳伤、经络荣卫气伤（言其受病之不同，皆可以由渐而至极），内有干血（诸伤脏腑，则元气不能统血于周身，营血瘀着而不行于经络，瘀积不散，内有干血），肌肤甲错（甲错者，如鳞也），两目黯黑（肝主血主目，干血之气内乘于肝，则上熏于目，而黯黑也），缓中补虚，此丸主之（瘀血得行，饮食自进，则气血自复，故为缓中补虚矣）。

大黄（酒蒸）三两　䗪虫三两　水蛭（炒枯）三钱　虻虫（去足翅，炒）五钱　蛴螬（炙）五钱　干漆[5]（炒至烟尽）五钱　桃仁[5]（去皮尖炒）三两（皆破血去瘀之品，君以大黄，是听令于将军矣）　干黄芩（清热，瘀久必生热也，酒炒）一两　杏仁（利气，以气滞则血不行也，去皮尖用）三两　生地四两　芍药（收养阴血，酒炒）二两　甘草（调和诸药）一两

十二味为末，蜜丸小豆大，酒送五丸，日三服。

此方破血行瘀，乃世俗所谓干血劳[6]之良法也。内有干血瘀积之久，牢不可拔。新生之血，不得周灌，与日俱积，决无生理[7]。仲景施活人手眼，以

润剂润其血之干，以蠕动噉[8]血之物，行其死血，峻补[9]缓图，陆续渐除，俾[10]瘀血积去而虚劳庶几可复，死里求生之方也。

● 【校注】

[1]䗪虫：即地鳖虫，始载于《神农本草经》。咸，寒，有小毒。具有活血散瘀、通经止痛之功效。

[2]鼠妇：药名。出《神农本草经》。又名地虱、西瓜虫、潮湿虫。酸，温。有破血通经、利水、解毒、止痛等功效。

[3]蟪蛄：昆虫名。蝉的一种。体较小，紫灰色，体、翅部有斑纹，雄性腹部有发音器，能鸣。危害林木及果树。

[4]五劳所伤……久行伤筋：语出《素问·宣明五气》："五劳所伤：久视伤血、久卧伤气、久坐伤肉、久立伤骨、久行伤筋。是谓五劳所伤。"

[5]干漆、桃仁：原本无，《槐庐丛书》行素草堂版有此二药。参《金匮要略·血痹虚劳病脉证并治第六》此处遗漏干漆、桃仁；且下文有"十二味"，当补入。

[6]干血劳：病证名。表现为经闭不行，身体羸瘦，骨蒸潮热，腹部胀满，不思饮食，肌肤干枯甲错，面目黯黑或五心烦热，或畏寒肢冷、脉虚无力等。

[7]生理：生长繁殖之理。

[8]噉（dàn 但）：同"啖"，吃。

[9]峻补：《槐庐丛书》行素草堂版为"峻药"，与本方颇合，可参。

[10]俾（bǐ 比）：使。

● 【评析】

大黄䗪虫丸出自《金匮要略》，主治虚劳兼有瘀血的证候。羸瘦，腹满，不能食，一派虚劳表现，由于正气虚衰，以及致病因子的侵犯，经络的营养和气血的运行都受到较大影响，因而产生瘀血内停，即"干血"。内有瘀血，影响新血的生成，故见皮肤粗糙如鳞甲状、两目暗黑等症。本方的作用是破血逐瘀，瘀血去则新血生，营养自能恢复，故谓缓中补虚。临床可据虚劳亏损情况，在调补气血的同时，并用本方，缓图以获效。

● 【原文】

西昌[1]云：有劳之之极，血痹不行，唯就干涸，皮鲜[2]滑泽，面无荣润。于是气之所过，血不为动，徒蒸血为热，或日晡，或子午，始必干热，俟蒸气散，微汗而热解，热蒸不已，不死何俟[3]？甚有热久，则蒸其所瘀之血，化而为虫，遂得传尸瘵症[4]。又云：常观童子脏腑脆嫩，才有寒热积滞，易于结癖成疳，待其血痹不行，气蒸发热，即不可为，女子血干经闭，发热不止，劳瘵之候更多，待其势成，纵有良法，治之无及。倘能服膺[5]仲景几先[6]之哲，于童子、女子、男子瘵病未成之时，胃气尚可胜药，急宜导其血，同人参以行之[7]。如琼玉胶加桃仁泥与大黄末之属，或此丸同琼玉胶润补之药送之。行瘀退热，全生保命，所关甚大，第[8]率常[9]者勿能用耳！愚按此方乃攻击之剂，因干血而设，非常用之方，若见之不真而误投之，反速其毙矣，不可不知。

● 【校注】

[1] 西昌：指喻昌。

[2] 鲜：少。

[3] 有劳之之极……不死何俟：语出《医门法律·虚劳门·虚劳论》："有劳之之极，而血痹不行者，血不脱于外，而但蓄于内。蓄之日久，周身血走之隧道，悉痹不流，唯就干涸，皮鲜滋润，面无荣泽。于是气之所过，血不为动，徒蒸血为热，或日晡，或子午，始必干热，俟蒸气散微汗而热解，热蒸不已，瘵病成焉，不死又何待耶？"

[4] 甚有热久……瘵症：语出《医门法律·虚劳门·虚劳论》："血瘀则荣虚，荣虚则发热，热久则蒸其所瘀之血，化而为虫，遂成传尸瘵证。"

[5] 服膺：铭记在心，衷心信奉。《礼记·中庸》："得一善，则拳拳服膺

而弗失之矣。"

[6] 几先：先兆，预见。

[7] 常观童子……同人参以行之：语出《医门法律·虚劳门·虚劳论》："试观童子脏腑脆嫩，才有寒热积滞，易于结癖成疳，待其血痹不行，气蒸发热，即不可为。女子血干经闭，发热不止，痨瘵之候更多。待其势成，纵有良法，治之无及。倘能服膺仲景几先之哲，吃力于男子、童子、女子，瘵病将成未成之界，其活人之功，皆是起白骨而予以生全，为彼苍所眷注矣。"

[8] 第：但。

[9] 率常：遵循常规。

● 【评析】

何嗣宗引喻昌关于虚劳血痹不行，蒸血为热，久成瘵病而死之说，认为此等疾病当早期治疗。在尚未虚极，胃气尚可耐受攻药之时，急宜行瘀导血，可以本方合补虚药，如人参、琼玉膏等同用，或琼玉膏加桃仁、大黄等同用。由于本方药力峻猛，须对证用之，如误用则伤伐正气，反生变证，加重病情。

● 【原文】

20. 獭肝散

治传尸劳瘵。

獭肝[1]一具（炙干），为细末，水服二钱，每日三服，以瘥为度。

此杀虫之剂也。《紫庭方》[2]云：传尸劳瘵必有虫，须用乳香熏人手背，以帛覆之，良久出毛长寸许，白而黄者可治，红者稍难，青黑者即死，若熏之良久无毛者，即非此证，属寻常虚劳也。又法：病人吸安息香烟，嗽不止者，乃属传尸；不嗽者，非传尸也[3]。盖劳虚热蒸，积久则生恶虫，食人脏腑，同气连枝，多遭传染，甚至绝门。法当补虚以复其源，杀其虫以绝其根，能杀其虫，虽病不生，亦可绝其传痊。《金匮》之于虚劳门后附獭肝散一方，岂无意哉？他如獭爪、桃仁、雄黄、雷丸、青蒿、百部，皆虚劳杀虫之品，不可不考。刘氏云：凡童子、室女不生欢笑，及鳏寡、僧尼情志抑郁，郁则热蒸[4]，久而生虫，虫侵脏腑骨髓之中，遂难治。

此证初起，则宜畅情遂志，恬淡静养，内服宣发郁热，如逍遥散之剂，不使内热。外用桃、柳头，生艾头，捣烂，入麝香、雄黄末拌匀，烘热，擦[5]脊骨四肢关骨之处，以绝生虫之害。更用百部一斤，生艾叶四两煎汤，四周密围，不使有风，中生炭火一盆，然后洗浴，早晚洗面。房中常烧玉枢丹[6]，鼻闻此气，可以杀虫，如法调治，以图万一之侥幸！凡近视此病者，不宜饥饿，虚者宜服补药，宜佩安息香及麝香，则虫不能侵也。

● 【校注】

[1] 獭（tǎ 塔）肝：鼬科动物水獭的肝脏。甘，温。补肝肾，止咳。用于肺结核咳嗽，气喘，盗汗，夜盲。

[2]《紫庭方》：方剂名。即《上清紫庭追痨仙方》，始于元代。由明朝邵以正收录于《青囊杂纂》。

[3] 病人……非传尸也：语出《医学纲目·阴阳脏腑部·传尸劳热》："华佗：治传尸劳，太乙明月丹。其病肌瘦面黄呕吐，咳嗽不安，先烧安息香，令烟出，病患吸之不嗽，非传尸也，不可用此药。若烟入咳嗽不止，乃传尸也，宜用此药。"

[4] 蒸：原本无，据《槐庐丛书》行素草堂版补入。

[5] 擦：原本无，据《槐庐丛书》行素草堂版补入。

[6] 玉枢丹：方剂名。出自宋·王璆《百一选方》。功效：化痰开窍，辟秽解毒，消肿止痛。组成：山慈菇、红芽大戟、千金子霜、五倍子、麝香、雄黄、朱砂。

● 【评析】

獭肝散出自《肘后方》，当是后人附入《金匮要略》中。此处所说的劳瘵病，相当于现代的结核病，古人认为此病由虫所致，并引起传染，故治疗当以杀虫为要，这在当时已属不易。至于獭肝能否抗结核杆菌还有待研究。

21. 广嗣丹

大补真阴壮肾阳，固精填髓筋骨强，百龄能御青娥女，此是人间第一方。

生地半斤，萸肉六两，杞子半斤，菟丝子六两，牛膝六两，杜仲六两，山药六两，人参半斤，麦冬半斤，虎骨[1]一斤，归身、茯苓、补骨脂、天冬、五味、巴戟、莲须、覆盆子各六两，柏子仁、肉苁蓉、沙苑蒺藜各半斤，鹿角胶、元武胶[2]、鳔胶、猪脊髓各一斤，雄蚕娥蜕半斤，黄牛肉、黑狗肉、羊肉各八斤，河车一具，驴阴茎、狗阴茎四条

共三十二味，诸胶丸如桐子大，空心淡盐汤送下四五钱。

若肥人内多湿痰，以七宝美髯丹[3]全方：赤、白何首乌，黑豆拌蒸晒九次各一斤，赤茯苓、白茯苓各半斤，杞子、牛膝、菟丝、当归[4]、破故纸各半斤（原破故纸用四两）。仍加人参、莲须、覆盆子、蒺藜，再入于术、茅术各半斤，沉香、砂仁各四两，后龟、鹿等药同上。

异类有情丸，只用后十二味，加嫩鹿茸一对，羊内外肾（干）一斤，狗内外肾[5]（干）一斤，牡蛎半斤，俱用鳔胶末拌匀，诸胶为丸。二阴茎不用，麋角代之亦可。与古方稍异。

此方峻补其肾为主，而兼调其五脏为佐。经曰：肾者主蛰，封藏之本，精之处也[6]。真阴之藏，乃先天之本，性命之根，故肾之精贵欲其藏，然精又化生于五脏，肾特受而藏之耳。故五脏和而精自生，肾得补而藏受职，所谓精盈则气盛，气盛则神全，神全则身健，身健则无病，而长春广嗣矣。凡丈夫中年觉见阳衰精薄，便可服饵。药虽三十二味，俱同类有情之品，并无错杂之物，譬之韩侯[7]之兵，多多益善耳！相火易动，及阴虚内热者，切不可服，服之则反生别病也。

按此方非为治虚劳而设，而乃附于后者。以人之致虚，皆由于欲。故虚而火旺者，既有六味、保阴、左归、回生之属以治之。若虚而火衰者，虽不多得，然此方亦不可不备。他如八味、左归之属，皆可随时选用。唯无故而服此以纵欲，则不可。若阳事短少，易痿易泄，精薄精寒，因无子嗣者服之，不唯无损，且大有益。润而不燥，温而不热，较房术方一派辛热杂霸之剂，相去天

涯矣。

● 【校注】

[1]虎骨：《槐庐丛书》行素草堂版作"虎骨胶"，可参。

[2]元武胶：即龟甲胶。"元"避讳"玄"，玄武为古代四大灵兽之神龟。

[3]七宝美髯丹：出自《医方集解》。功用滋肾水，益肝血。主治肝肾不足、须发早白、齿牙动摇、腰膝酸软等证。

[4]当归：原本无，参"七宝美髯丹"补入。

[5]狗内外肾：原本无，《槐庐丛书》行素草堂版有。参后"二阴茎不用"，当补入。

[6]肾者主蛰……精之处也：语出《素问·六节脏象论》："肾者主蛰，封藏之本，精之处也。"

[7]韩侯：即韩信，淮阴（今江苏清江西南）人，曾封为淮阴侯。善于将兵，著有《兵法》三篇，今佚。

● 【评析】

本方补肾壮阳，固精填髓，适用于男子阳痿、精薄、不育等症。药用三十二味，虽以温补壮阳为主，但亦合以滋阴填精之品，寓意阴中求阳，阴阳平衡。然对于阴虚内热有火之体，总属不宜，以免阳热亢盛，灼伤阴精。对于体肥湿盛之人，不宜过用血肉有情之品，当以健脾化湿、清补为适。

● 【原文】

22. 自制四五培元粉

《易》曰：大哉乾元，万物资始[1]；至哉坤元，万物资生[2]。人身小天地，其藏象悉皆应之。故肺主气，其象如天，天道下济而光明[3]。其在经曰：肺朝百脉，输精于皮毛[4]。脾为孤脏[5]，灌溉四旁，其象应地，地道卑而上行[6]，其在经曰：脾气散精，上归于肺，通调水道，下输膀胱[7]。若使土不能生金，则肺气先绝。其见于外者，毛发憔悴，形容枯槁，咳嗽气促不能言。诸病从生，变症蜂起，其祸可胜言哉。

余深悯之，因构思一方，培补后天，以滋化源，名之曰四五培元粉。取地四生金、天五生土^[8]之义。其中药品之多少，分两之轻重，颇费斟酌，自谓得资生丸之遗意。方中用百合为君，山药为臣，是子母相生法；以莲肉、薏仁、芡实、粳米、糯米为佐；焦滞^[9]、谷芽、麦芽、神曲、砂仁为使，使消补兼行法，不温不燥，养胃生肺。升降之道通，地天之泰合，卫生之法，无踰^[10]于此。其或有未善者，更愿后人裁之。

百合十六两（煮熟捣烂，同诸末拌和晒干，再磨末），芡实六两（炒），焦滞六两（炒），山药八两（炒），莲肉八两（去心炒），薏仁八两（炒），谷芽三两（炒），麦芽三两（炒），神曲三两（炒），粳米三十二两（炒），糯米十六两（炒），砂仁（去衣）三两（炒，后入）。共净末七斤。

加减法：於术三两（土炒），扁豆五两（炒），糯米廿四两（炒），芡实八两（炒），薏仁六两（炒）。共净末八斤。

●【校注】

[1] 大哉乾元，万物资始：语出《易·象》："大哉乾元，万物资始，乃统天。"

[2] 至哉坤元，万物资生：语出《易·坤》："至哉坤元，万物资生。"

[3] 天道下济而光明：语出《易·谦》："天道下济而光明，地道卑而上行。"

[4] 肺朝百脉，输精于皮毛：语出《素问·经脉别论》："脉气流经，经气归于肺，肺朝百脉，输精于皮毛。"

[5] 脾为孤脏：脾位居中央，灌溉四方，且脾不正主四时，故谓之孤脏。

[6] 地道卑而上行：语出《易·谦》："天道下济而光明，地道卑而上行。"

[7] 脾气散精……下输膀胱：语出《素问·经脉别论》："脾气散精，上归于肺，通调水道，下输膀胱，水精四布，五经并行。"

[8] 地四生金，天五生土：源自远古时代对天象的观测，即河图。河图

以十数合五方、五行、阴阳、天地之象。河图五行之数为"天一生水，地六成之。地二生火，天七成之。天三生木，地八成之。地四生金，天九成之。天五生土，地十成之。"

[9]焦滞：即焦饭滞，江南一带对"焦锅巴"的称呼。焦锅巴有和中、健脾、消食、止泻之功。

[10]踰：同"逾"，超过。

● 【评析】

何嗣宗对《易经》颇有研究，并将其理论用于临床。四五培元粉之名，乃取河图地四生金、天五生土之义。天地为乾坤，万物之始，万物由生。肺与脾即如天与地，肺主气，其象如天；脾气散精，灌溉四旁，其象应地。天道下济而光明，地道卑而上行，两者相互相成，缺一不可。从五脏五行看，脾土与肺金是母子相生关系，若脾气弱，首先受累的是肺，故曰"肺气先绝"，因此，肺病当需扶脾，此乃培土生金法。方中百合清肺润肺，山药补脾气而益胃阴，君臣相配，肺脾双调，并伍以莲肉、薏仁、芡实、粳米、糯米为佐，焦滞、谷芽、麦芽、神曲、砂仁为使，这些佐使药都有健脾助运、消导开胃的作用。全方药性平和，不温不燥，以达天地泰和之目的。何氏用药重在和理的特点可见一斑。

● 【原文】

23. 何首乌丸

何首乌大者有效，取赤白二种，黑豆汁浸一宿，竹刀刮去皮，切薄片晒干，又用黑豆汁浸一宿，次早用柳木甑[1]、桑柴火蒸三炷香，如是九次，晒干听用。后药共若干两，首乌若干两各半。此品生精益血，黑发乌须，久服令有子，却病延年。何首乌十八斤，九制成细末，有七十二两，切片不宜过薄，亦不可厚。用料豆[2]二斤，粗磨两半块，熬汁易浓，若整粒熬，则汁薄矣，豆以洲产野者为上。六制后，将本方肉杜仲刮去皮，切成一寸长、半寸宽，青盐同姜汁拌，晒干，拣出各药，各磨细末。

菟丝子：先淘去浮空者，再用清水淘挤砂泥五六次，取沉者晒干，逐粒拣去杂子，取坚实腰样有丝者用，无灰酒[3]浸七日，方入甑蒸七炷香，晒干。另酒浸一宿，蒸六炷香，晒干。如是九次，磨细末一斤。此品养肌强阴，补卫气，助筋脉，更治茎中寒，精自出，溺有余沥，腰膝痿软，益血添精，悦颜色，增饮食，久服益气力，黑须发。

豨莶草：出如皋状元墩者佳，五六月采叶，长流水洗净，晒干。用蜂蜜、无灰酒和匀拌，一宿，次日早蒸三炷香，如是九次。晒干，为细末一斤。此品祛肝肾风气，四肢麻痹，骨痿膝冷，治口眼㖞斜，半身不遂，安五脏，生毛发。唐·张咏[4]进表[5]云：服豨莶草百服，筋骨轻健；千服，须发变黑；久服，长生不老。

嫩桑叶：四月采，杭州、湖州家围者入药，野者、别处生者不用。叶以长流水洗，晒干，照豨莶法九制。为细末，八两。此品治五劳六极羸瘦，水肿，虚损。经云：蚕食生丝织锦，人食生脂延年。桑叶（去净筋，干者）六两，九制成末，有八两矣。九次用酒二斤。

女贞实：冬至日乡村围中，摘腰子样黑色者是。如坟墓上圆粒色青者为冬青子，不入药。装入布袋，挼[6]去粗皮，酒浸一宿，蒸三炷香，晒干，为细末，八两。此品能黑发乌须，强筋力，安五脏，补中气，除百病，养精神，多服补血，久服去风，返老还童。女贞子鲜者三十两，制末有八两，先蒸一次，则易晒干，然后浸酒方得入。

忍冬花：一名金银花，湖南产者佳，夜合日开，有阴阳之义，四五月处处生，摘取阴干。照豨莶法九次，晒干，为细末，四两。此品壮骨筋，生精血，除胀，逐水，健身延年。金银花鲜者拣净五十两，阴干有三两二钱，九制成细末有四两矣。九次用酒二斤，此品最易上蜜酒，拌宜少，勿使药少蜜酒多，且易磨也。

川杜仲：厚者去粗皮，青盐同姜汁拌，炒断丝，八两。此品益精气，坚筋骨，治脚中酸痛，不能践地，色欲过伤，并劳伤腰背痛挛强直，久服轻身耐老。厚杜仲刮净皮，十两，三制成。改切极细小块，炒断丝，磨细末，八两矣。

雄牛膝：怀庆府[7]产者佳，去根芦，净肉。屈而不断、粗而肥大为雄；细短硬脆、屈曲易断为母，不用。酒拌晒干，八两。此品治寒湿痿痹，四肢拘挛，膝痛。男子阴消，老人失溺，续绝益精，利阴填髓，黑发乌须。以上杜仲、牛膝且勿为末。待何首乌蒸过六次，不用黑豆汁拌，单用仲、膝二种，同首乌拌蒸三次，以足九蒸之数。怀牛膝十二两，三制成，各称各分两，磨成细末约九七折。

怀庆生地：取钉头鼠尾，或原梗成大枝，未入水者有效。掏如米粒，晒干成末四两。此品能补精填髓，凉血滋阴。生地虽掏如米粒，即晒极干，总稍沾磨，以原枝六两，可抵干末四两。铜刀切片，开水煮烂，带水放石臼中捣极细，可和入群药矣。

自菟丝子至生地八味，共七十二两，用四膏子（见后），同前药末一百四十四两，捣数千槌为丸，如膏不足，白蜡蜜增补，捣润方足。

四膏子法：

旱莲草：须夏至前、未开花时采取，捣有黑汁者佳，肆[8]中所售牙皂草不可用。采鲜者五百两，可熬膏十六两。成膏，摊大盆内，频频晒之，膏方不霉，则分两又减八折矣。

金樱子：九月采，鲜者一百十两，熬膏十六两。内有毛，可捣碎。肆中所售陈者，熬膏难成。

黑芝麻：用五十两，淘净，带水熬磨透，并灌入麻袋内滤之，复磨，如是三次。文武火熬去面上麻油，得膏十六两。拌各药时，乃将麻油加入，但易霉，不宜早熬。

桑椹：采紫黑者一百六十两，熬膏有十六两，熬须极老，方不霉。

以上四膏子，如旱莲草、桑椹能厚，金樱子、芝麻则不能也。诸药按时采取，炮制已成，须在秋冬之交合成。一料可服年余。为丸，晒透。收贮瓷瓶内封好，勿令受潮。

豨莶、忍冬、桑叶三味，用蜜二十两。药须经酒、蜜浸，夏日方能晒燥，平日宜略略火焙，药方无损。药经酒、蜜制，加以四膏为丸时，毋用蜜矣。四膏并生地汁磨合丸时，归入铜锅内，量加开水，熬稀，和入末药方匀。

● 【校注】

[1] 甑（zèng 赠）：古代蒸饭的一种瓦器。底部有许多透蒸气的孔格，置于鬲上蒸煮。

[2] 料豆：黑豆。

[3] 无灰酒：指不放石灰的酒。古人在酒内加石灰以防酒酸，但能聚痰，所以药用为无灰酒。

[4] 唐·张咏：疑作宋·张咏。《纲目》："成讷《进豨莶丸表》言此药与所述相异，多生沃壤，高三尺许，节叶相对。张咏《豨莶丸表》言此草金棱银线。"成讷，唐末青州（今山东益都）人，唐昭宗荆南节度留后。张咏，字复之，自号乖崖，北宋太宗、真宗两朝名臣，与赵普、寇准并列，以治蜀著称。

[5] 进表：奏章。

[6] 挼（ruó 偌）：揉搓。

[7] 怀庆府：明清一个行政区域。明辖六县，清辖八县。地理范围大致相当于现在的河南省焦作市、济源市和新乡市的原阳县所辖地域。民国二年（1913）废府存县，属豫北道。

[8] 肆（sì 四）：指店铺。

● 【评析】

何首乌丸是由何首乌、菟丝子、豨莶草、桑叶、女贞子、金银花、杜仲、牛膝、生地等药磨成细末，合以四膏子（即由旱莲草、金樱子、黑芝麻、桑椹子等四味药熬成的膏），捣和制成的丸药，具有补肾、滋阴、凉血的功效，性味较平和，适用于虚劳久服调养，或年老体弱者养生保健。

此丸方制作精良，首先选药讲究产地、质量和收摘时间；其次每味药物的炮制考究而有特色，这样可使药物去除毒副作用而更安全有效；再则注意收贮，防止霉变，以保证质量。这些方法和种种细节，均值得现代人学习和思考。

● 【原文】

加减法：阴虚，加熟地黄一斤；阳虚，加附子四两；脾虚，加人参、黄芪各四两，去地黄；下元虚，加虎骨一斤；麻木，加明天麻、当归各八两；头晕，加玄参、明天麻各八两；目昏，加黄干菊、枸杞子各四两；肥人湿痰多者，加半夏、陈皮各八两。群药共数一半，何首乌亦一半，此活法也。

此足少阴、厥阴药，何首乌益精固气，补脾肝，坚肾为主；菟丝、女贞益肝肾而强卫气；豨莶、桑叶除风湿而健筋；杜仲、牛膝专补下焦；忍冬、生地滋阴养血；加四膏以为引经之药，详加减，便无偏胜之弊，皆固本之谊也。夫风湿去而筋骨强，精气固而容颜泽，营卫调适，水火交济，则气血太和[1]，诸疾自已。诚古今不易之良方也。

● 【校注】

[1] 太和：和睦。

● 【评析】

何首乌丸用药不温不燥，配伍阴阳平和，如患者有阴阳偏胜、偏衰的表现，或某脏某腑偏虚，或体质有异，可据辨证作加减变化，以适病情。然不管药物变化如何，群药剂量与何首乌剂量的比例把握在 1∶1，即群药量一半、何首乌量一半，即君药量占 50%，才名副其实为何首乌丸。

附：前贤虚劳治验（凡21则）

1. 用甘寒不用苦寒

一人患阴虚内热。仲淳曰：当用甘寒，弗用苦寒，非百余剂不效。用二冬滋阴清肺，苏子、杷叶、贝母下气消痰，桑皮泻火，骨皮、鳖甲除蒸，白芍、五味收敛，果百剂而安。

2. 补阴收敛

一妇彻夜不眠两月，饮食俱废，形体日消，皆谓不治。余诊治之，许其可救。盖此证虽属虚，幸脏腑无损，心经虽有火，不至灼肺，况久病脉调，身不发热，岂有他虞[1]？多服补阴收敛之剂，自然水升火降而愈。用生脉散加茯、枣、远志、归、地，大剂饮之。因虚甚气祛，佐以琥珀、辰砂、金、银器之类，约百余剂而瘳[2]。

● 【校注】

[1] 虞：忧患。

[2] 瘳（chōu 抽）：病愈。

3. 用童便不宜用参芪

一人患目珠痛如欲堕，胸肋及背如搥推碎状，昼夜咳嗽，眠食俱废，自分[1]不起。仲淳令日进童便三大碗。七日，下黑血无数，痛除，嗽热如故。再投二冬、桑皮、童便以清肺热；苏子、橘红、杷叶、贝母、竹沥以下痰气；青蒿、白芍、鳖甲以治肝火。久之未痊，病家疑其虚，促用参、芪，仲淳不可。乃自阴以黄芪二钱，入药尝之，竟夕[2]闷热，目不交睫[3]，始固守前方，兼服嚼化丸不辍，逾月而平。盖此病本于亲丧过哀，更触恼怒，肺经热甚，肝火上冲所致。故不宜参、芪耳。

［1］自分：自料，自认为。

［2］竟夕：通宵。

［3］目不交睫：完全没有闭眼睡觉。

4. 知阴虚非伤风

一童子年十五，患寒热、咳嗽、面赤、鼻塞夜剧，家人以为伤风，仲淳视之曰阴虚。盖伤风面色宜暗，今反赤而明；伤风热必昼夜无间，今只夜剧；鼻塞者，因火升壅肺，故鼻塞，是以知其阴虚也。投鳖甲以除寒热，生地以补肾阴，麦冬、桑皮、贝母、沙参、百部清肺降火，五味收敛肺火。不四剂而安。

5. 敛气归原

一人气喘，自汗，昼夜不眠，不食，医以外感治之，益甚。仲淳曰：此肾虚气不归原，故火上浮，喘、汗交作；脾虚，故不思食。亟以麦冬、枸杞、五味滋阴敛肺；苏子、橘红降气消痰；茯苓、白术、枣仁补脾敛肺。不数剂而愈。

6. 误认外感

一人客邸[1]耽[2]于青楼，且多拂意[3]之事，冬底发热，咳嗽，医皆用发表和解，以外感治之。神色消耗，脉虚数、中时复一结，咳嗽有血，卧不贴席。余曰：此阴虚证也，水亏火旺，故脉虚数；内有瘀血，故脉时一结；肺肝叶损，所以卧不能下，证属不治。况误认外感，多服发散，复蹈虚虚之戒耶。不数日而殁。

● 【校注】

［1］客邸：客居外地的府邸。

［2］耽：沉溺；喜好过度。

［3］拂意：不合心意，不如意。

7. 误用和伤理痛

一人形体单弱，神气衰少，且素耽酒色，时常齿衄。春间偶患右乳旁及肩背作痛异常，手不可近，扪之如火，日夜不眠。医用桃仁、红花、乳、没、灵脂、延胡等药，廿余剂不效，邀余诊治。六脉虚数，肝肾为甚。余断以阴虚火旺之证，当滋阴养血，扶持脾胃，俾阴血渐生，虚火下降，则痛不求其止而自止。如必以和伤治痛为急，则徒败胃气，克削真元，非所宜也。疏一方付之，用地、芍、杞子、牛膝、麦冬滋阴养血；石斛、甘草扶持脾胃；桑皮、续断、丹皮调和血脉。嘱其十剂方有效，以阴无骤补之法耳。服至八剂后，脉气渐和，精神渐旺。初未出房，至此则能步出中堂，但痛处虽未尽除，而生机则跃跃矣。惜其欲速太过，惑于群小，弃置余方，复以前药杂进。一月后，胃气果败，作呕逆；阴血愈耗，发潮热；脾气伤尽，作腹胀。再半月死矣。

8. 鳔胶填精

一人患遗精，闻妇人声即泄，瘵[1]甚欲死。医告术穷。仲淳之门人以远志为君，莲须、石莲子为臣，茯神、龙齿、蒺藜、牡蛎为佐使，九服稍止。然终不能断，仲淳于前方加鳔胶一味，不终剂而愈。

● 【校注】

[1] 瘵：因患病而瘦弱。

9. 苦以坚肾

一人因肄业[1]劳心太过，患梦遗症已三四年矣。不数日一发，发过则虚火上炎，头面烘热，手足逆冷，终夜不寐。补心肾及涩精药投之，罔[2]愈。余疏一方，以黄柏清相火为君；佐以地黄、枸杞、黄肉、天冬补肾；麦冬清心；莲须、五味涩精；鳔胶填精；车前利溺热之水，使相火安宁，不终剂而愈。病者初时恐黄柏太寒，不欲用也，余谓尊症之所以久未愈者，正未用此药耳。经曰：肾欲坚，急食苦以坚之[3]。黄柏是也。肾得坚，则心经虽有火而精自固，何梦遗之有哉？向徒用补益、收涩，而未及此，故难取效。

● 【校注】

　　［1］肄（yì艺）业：修习课业。

　　［2］罔（wǎng往）：没有。

　　［3］肾欲坚……苦以坚之：语出《素问·脏气法时论》："肾欲坚，急食苦以坚之。"

10. 效以铅红，误于附桂

　　一人病失血，岁[1]中二三发，其后所出渐多。咳嗽，发热，食减，肌削，屡至小康[2]，不以为意。夏秋间偶发寒热如疟状，每夜达曙，微汗始解，嗣后寒热稍减，病转下痢。医谓其虚也，进以参、术，胸膈迷闷，喉音窒塞。服茯苓、山药、预妆红铅末[3]，下黑血数升，胸喉顿舒，面容亦转，以为得竹破竹之法也。加用桂、附二剂，于是下痢，昼夜十数行，饮食难进，神识不清，病转增剧。嘉言诊之，脾脉大而空，肾脉小而乱，肺脉沉而伏。病者问：此为何症也？曰：此症患在亡阴，况所用峻热之药，如权臣[4]悍帅，不至犯上，无所不已，行期在立冬后三日，以今计之，不过信宿[5]，无以方为也。何以言之？经云：暴病非阳，久病非阴。则数年失血，其为阳盛阴虚无疑。况食减而血不生，渐至肌削而血日槁[6]。虚者益虚，盛者益盛，势必阴火大炽，上炎而伤肺金，咳嗽生痰，清肃下行之令尽壅。由是肾水无母气以生，不足荫养百骸，柴[7]栅瘦损。每申酉时洒淅恶寒，转而热至天明，微汗始退，正如夏日炎蒸，非雨不解，身中之象，明明有春夏而无秋冬。用药之法，不亟[8]使金寒水冷，以杀其势，一往不返矣。乃因下痢误用参、术补剂，不知肺热已久，止有从皮毛透出一路。今补而不宣，势必移于大肠，所谓肺热于内，传为肠澼[9]是也。至用红铅末下黑血者，盖阳明之血，随清气行者，久已呕出，其阴分之血，随浊气行至胸中，为募原所闭，久瘀膈间，得经水阴分下出之血，引之而走下窍，声应气求之妙也。久积顿宽，面色稍转，言笑稍适者，得攻之力，非得补之力也，乃平日预蓄之药，必为方士所惑。见为其阳大虚，放胆加用桂、附，燥热以尽劫其阴，惜此时未得止之。今则两尺脉乱，火燔而泉竭；脾胃脉浮，下多亡阴，阳无所附；肺脉沉伏，金气缩敛不行；神识不清，而魄已先丧矣。昔医云乱世混浊，有同火化，夫以火济火，董曹[10]乘权用事，汉数焉能不终耶。

● 【校注】

　[1] 岁：年。

　[2] 小康：稍安。

　[3] 预妆红铅末：女子化妆用的红色铅粉。

　[4] 权臣：有权势之臣。专指掌权而专横的大臣。语出《晏子春秋·谏上十》："今有车百乘之家，此一国之权臣也。"

　[5] 信宿：两三日。

　[6] 槁：羸瘦，憔悴。

　[7] 柴（zhài 债）栅：栅栏。

　[8] 亟（jí 急）：急切。

　[9] 肠澼（pì 譬）：病名。出自《素问·通评虚实论》。指痢疾。"澼"指垢腻黏滑似涕似脓的液体，自肠排出，故称肠澼。也可指便血。《古今医鉴·卷八》："夫肠澼者，大便下血也。"

　[10] 董曹：指董卓、曹操。

11. 思虑伤心脾

　一人劳心太过，因食海鲜，吐血有痰，喉间如鲠，日晡烦热。士材[1]诊之，曰六脉不数，唯左寸细而涩，右关大而软，思虑伤心脾也。以归脾汤大剂，加生地、麦冬、丹皮、丹参，二十余剂而症减六七，兼服六味丸三月。遂不复发。

● 【校注】

　[1] 士材：指李中梓。

12. 喘急系肝肺热

一人发热，咳嗽，呼吸喘急。用苏子降气汤不应，乃服八味丸，喘益急。士材云：两颊俱赤，六脉数大，此肺肝蕴热也。以逍遥加丹皮一两、米仁五钱、兰叶[1]三钱，连进二剂，喘急顿止。随用地黄丸料，以麦冬、五味煎膏，及龟胶为丸，至十斤而安。

● 【校注】

[1] 兰叶：佩兰。

13. 通经须先养血

一室女，年十七，患瘰疬久不愈，天癸未通，发热咳嗽，饮食少思。医欲用巴豆、肉桂之类先通其经。立斋曰：此证潮热、经候不调者，不治。今喜脉不涩、不潮热，尚可治之。盖此证因禀气不足，阴血未充之故，须养气血益津，其经自行。惑于速效，仍服前药。立斋云：非其治也，此类慓悍之剂，大助阳火，阴血得之则妄行，脾胃得之则愈虚。经云：女子二七而天癸至[1]。若过期不至，是为非常，必有所因。寇宗奭云：夫人之生，以血为本；人之病，未有不伤血气者。世有童男室女，积想在心，思虑过当，多致劳损。在男子，则神色先败；在女子，则月水先闭。何以致然？盖忧愁思虑则伤心，心伤则力竭，故神色先败，而月水先闭也。火即受病，不能荣养其子，故不嗜食。脾既虚，则金气亏，故发咳嗽。嗽既作，水气绝，故四肢干。木气不充，故多怒，须发焦，筋骨痿。俟五脏传遍，虽猝不能死，而终死矣。此种虚劳最难疗治，若能改易心志，用药扶持，可得九死一生[2]。又张氏云：室女经不行，切不可用苦寒，以血得冷则凝也。若经候微少，渐渐不通，手足骨肉烦痛，日渐羸瘦潮热，其脉微数，此由阴虚血弱，火盛水亏，不可以毒药通经，宜常服柏子仁丸、泽兰汤。

● 【校注】

[1] 女子二七而天癸至：语出《素问·上古天真论》："二七，而天癸至，

任脉通，太冲脉盛，月事以时下，故有子。"

[2] 夫人之生……可得九死一生：语出《本草衍义·卷一·衍义总叙》："夫人之生以气血为本，人之病未有不先伤其气血者，世有童男室女，积想在心，思虑过当，多致劳损。男则视色先散，女则月水先闭。何以致然？盖愁忧思虑则伤心，心伤血逆竭。则血逆竭，故神色先散而月水先闭也。火既受病，不能荣养其子，故不嗜食。脾既虚，则金气亏，故发嗽，嗽既作，水气绝，故四肢干。木气不充，故多怒。鬓发焦，筋痿。俟五脏传遍，故卒不能死，然终死矣。此一种于诸劳中最为难治，盖病起于五脏之中，无有已期，药力不可及也。若或自能改易心志，用药扶接，如此则可得九死一生。"

14. 忧郁有难状之疾

一放出宫女，年三十，两胯作痛，肉色不变，大小便中作痛，如临登厕尤甚。立斋云：此瘀血积入隧道[1]为患，乃男女失合之症，难治。后溃不敛，又患瘰疬而殁。此妇出宫为商人妾，可见在宫久怀忧郁，既嫁又不如愿，致生此症。愈见流疰瘰疬，乃七情气血皆已伤损，不可用攻伐，皎然矣。按《精血篇》云：精未通而御女，以通其精，则五体有不满之处，异日有难状之疾；阴已痿而思色，以降其精，则精不出而内败。小便道涩而为淋，精已耗而复竭之，则大小便牵痛，愈痛则愈欲便，愈便则愈痛。女人天癸即至，逾十年无男子合，则不调，不调则旧血不出，新血误行，或渍而入骨，或变而为肿，或虽合而难子。合男子多，则沥枯虚人；产多，血枯杀人。观其精血，思过半矣[2]。

● 【校注】

[1] 隧道：此处指血脉，血液运行的通道。

[2] 精未通……思过半矣：语出《褚氏遗书·精血篇》："精未通而御女以通其精，则五体有不满之处，异日有难状之疾。阴已痿而思色以降其精，则精不出，内败小便道涩而为淋。精已耗而复竭之，则大小便道牵疼，愈疼则愈欲大小便，愈便则愈疼。女人天癸既至，十年无男子合则不调，未十年思男子合

亦不调。不调则旧血不出，新血误行，或渍而入骨，或变而之肿，或虽合而难子。合男子多则涩枯虚人，产乳众则血枯杀人。观其精血思过半矣。"

15. 肝经郁火

一妇早孀居，时年三十七，患两腿骨作痛，晡时体倦，月经不调，或发寒热，已数年矣。一日，颈项两侧结核，两胁胀痛。立斋云：此系肝经郁火所致。用加味逍遥散，加生地、泽兰等药，三十余剂，症渐轻安。再用加味归脾等药，年余而痊。

16. 肝血少

一放出宫人，年四十余，臀腿内股作痛，晡热口干，月经不调。立斋云：此系肝经血少，不能营养经络而然也。加味逍遥散加泽兰，五十余剂，诸症稍缓。又以归脾汤兼服二百余剂而痊也。

17. 肝经瘀血

一放出宫人，臀腿肿痛，内热晡热，恶寒体倦，咳嗽胸痞，月经过期而少。彼以为气毒流疰，服清热理气之剂，益甚。立斋云：此肝经瘀血停留所致，治法但当补其所不胜，制其所胜。宜补者，脾也；宜制者，肝也。彼不信，乃服前药而死。

18. 郁怒伤肝脾

一孀妇内热晡热，腹胀胁痛，肢体酸麻，不时吐痰，月经不调，带下青黄。立斋云：此郁怒伤损肝脾所致。朝用归脾汤以解郁生脾气，夕用加味逍遥散以生肝血、清肺火。百余剂而痊。

19. 脾肾两虚

一妇因夫经商久出，时发寒热，经行旬日方止。服凉热降火药，内热益甚，自汗盗汗，月经频数。立斋云：内热汗出，肾阴虚也；月经频数，脾不统血也。用六味丸、归脾汤兼服而愈。

20. 三阴血虚

一妇发热口干，肢体倦怠，腿痛膝肿，月经不调。立斋云：此是三阴血虚之证也。用六味丸、逍遥散兼服两月。饮食渐进，形体渐健，膝肿渐消而愈。

21. 确论治损之法

一人患阴虚内热，咳嗽有痰。余早用回生丸以补肾，培其根本，午间临卧，用加味清宁膏以清肺，理其痰嗽。有时脾气不佳，兼服资生丸；有时内热或甚，兼用保阴煎加减。喜其遵守饮食宜忌，及养生却病之法。年余，虚渐复，热渐除。三年，膏、丸、汤液未尝一日间断，竟得痊愈。又尝治患前症，皆用上法，痊愈多人，数年淹淹[1]不死者亦多。人或见吐血，则用仲淳方加减治之。或寒热如疟，则用逍遥散加减治之。大抵此证伤损未重，内热未甚，初觉即便调治，服药毋使有间，慎勿操急求功，自然悠久见效。按越人[2]发明虚损一证，优入圣域[3]，虽无方可考，然其论治损之法，如云损其肺者益其气[4]。愚谓参、芪固为益气之正药，然有肺火炽盛，日久必致肺气索然[5]，又当用润燥清金之品，清肺热即所以救肺气，亦为益气之法也。凡用药须活泼地如珠走盘，越人所以不立方者，意在斯矣。损其心者调其荣卫，心者血之原，营卫发动之始。古方如归脾汤，乃调荣卫之法也。损其脾者，调其饮食，适其寒温，如春夏食凉食冷，秋冬食温食热，及衣服起居各当其时是也，然亦不可执定[6]。损其肝者缓其中[7]。经谓：肝苦急，急食甘以缓之[8]。逍遥散中用甘草，缓其中之谓也。损其肾者益其精[9]，凡黏腻滋湿之物，皆益精之品。经所谓精不足者，补之以味也[10]。此治损之妙法，无有过于是者矣。

● 【校注】

[1] 淹淹：气息微弱，濒于死亡。

[2] 越人：指战国名医扁鹊。《史记·扁鹊仓公列传》："扁鹊……姓秦氏，名越人。"

［3］优入圣域：指孟子、荀子二儒的德行功业足以载入圣人之行列。优：宽裕。语出唐·韩愈《进学解》："是二儒者，吐辞为经，举足为法，绝类离伦，优入圣域，其遇于世何如也。"

　　［4］损其肺者益其气：语出《难经·十四难》："损其肺者，益其气。"

　　［5］索然：空乏，不充实。

　　［6］执定：坚持使不变动。

　　［7］损其肝者缓其中：语出《难经·十四难》："损其肝者，缓其中。"

　　［8］肝苦急……甘以缓之：语出《素问·脏气法时论》："肝苦急，急食甘以缓之。"

　　［9］损其肾者益其精：语出《难经·十四难》："损其肾者，益其精。此治损之法也。"

　　［10］精不足者，补之以味也：语出《素问·阴阳应象大论》："形不足者，温之以气；精不足者，补之以味。"

● 【评析】

　　上述 21 则虚劳案例，可谓是从临床角度进一步阐释了何嗣宗虚劳辨治的理论和观点，并得到疗效的验证，从中可获不少临证辨治的经验和方法。首先，对于虚劳的诊断和鉴别诊断需明辨，以避免误治。如案 4，寒热咳嗽，面赤鼻塞乃阴虚内热，不可误为外感，辨证要点在于面赤的明暗，发热的时间；案 5，气喘汗出误作外感治而病益甚，其证实属里虚，因患者喘汗交作，并伴有昼夜不眠、不食等症，乃肾不纳气，虚火上浮，脾虚不运所致；案 6、案 7、案 10 均为阴虚火旺之证而误作表证，或实证，或阳虚证治疗而不效致亡，或病增剧；案 12，发热，喘急，咳嗽，是为里热夹阴虚证，误作寒实证、阳虚证治均不效，而当先治其标，因两颊俱赤、六脉数大，急宜疏泄肺肝蕴热，随后滋阴补肾，以治本收功。

　　其次，治疗上要谨记虚劳调治七误和三要。如案 3，咳嗽热甚，误用参、芪后火热增剧，遂用清热化痰治疗而愈，可见参、芪助火之误不可犯。又如案 1，阴虚内热证，治当用甘寒滋阴之品，不可犯苦寒伤伐之误。但如虚火盛时，宜在滋阴补虚药中佐以苦寒泄火，可增疗效，如案9，肾阴虚，相火旺，用滋阴填精药治疗的同时，加入黄柏苦寒泻火，则疗效倍增。案2，虽阴虚内热，诸症缠绵2月，然脏腑无损，即当抓紧时机多服补阴收敛之剂，使水升火降，病不再深入而愈。反之，疗治过时则犯大误。

虚劳之证，肾阴虚是病之根本，因此补肾水为第一大要，如案8，病患遗精，用养心收敛之品治疗，终不能断，遂加入鳔胶一味，填补肾精而获愈。培脾土亦是虚劳治疗的重要一环，如案11，劳心太过，日晡烦热，治以归脾汤而愈。案15、案16、案18均患月经不调，证属肝经郁火，或肝经血少，或郁怒伤肝，虽治肝不可缺，但扶脾不可忽，治用逍遥散合归脾汤而痊。又案19，月经不调属脾肾两虚，则以六味丸合归脾汤治疗而愈。案21，患者阴虚内热，咳嗽有痰，病及肺、脾、肾三脏。治疗则兼顾各脏，尤妙在服药时间与次序的安排，如早用回生丸以补肾，培其根本；午间用加味清宁膏以清肺，理其痰嗽；脾气不佳，兼服资生丸。这种服药方法可起到祛邪、扶正两不误，对证情复杂者尤适。此法对何氏后辈医家亦有相当影响，如二十二世何元长、二十三世何书田等，均时有采用。此案中还强调患者平时的调摄法，如须遵守饮食宜忌，春夏食凉食冷，秋冬食温食热，及衣服起居各当其时等。久病深重者还需较长时期服药，持之以恒。如此这般，方能收到良好的疗效。

何嗣宗医案

清·何嗣宗 著

何时希 编校

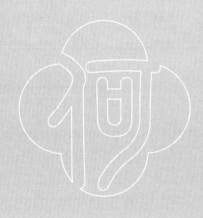

本书提要

　　作者何嗣宗，名炫，江苏省奉贤县（今上海市奉贤区）人，为清代康熙年间（1662—1722）名医，是何氏中医自南宋以来第十九世传人。他曾给江苏、浙江、安徽等省的当道者治疗疑难重证，留下不少会诊方案，案语多达千余字，于阴阳、肝脾、心脾、脾肾、痰火、气火、虚实等相反、相生、相制、相因的理论，反复辨难，说得明白调畅；于脾胃阴液的调养，尤有心得；对外感、鼓胀、水肿、三消、不寐等杂证病案，均有独到的理论和治疗经验，不失为一篇很好的医论、医案学习和参考。

ⓝ 校评说明

　　《何嗣宗医案》有何时希《何氏历代医学丛书》据其所藏抄本排印，学林出版社 1982 年刊，本书即以此为底本。本次编撰对原著中存在的问题、舛误等做了修正，需说明的有如下方面：

　　1. 原书中有关何嗣宗的介绍，因多有重复，或有不全，故删。并参合何时希所著《何氏八百年医学》中有关何嗣宗的史料，重新整理编写"何嗣宗生平传略"，可见于书首。

　　2. 原书中有"（按）"字样，乃何时希所作，今用"何时希按"明示之。

　　3. 原书中"症""证"不分，全用"症"，今据文义予以纠正。如臌胀症→臌胀证、格症→格证等。

　　4. 对与文义有关的文字出入，给出校注；对于错别字、通假字改正，不出校注。

　　5. 附录一，何嗣宗之生平资料中有不实，或仅有出处而无具体内容者，均予以删除。如《奉贤县志·艺文》说"著有《何氏伤寒纂要》"，此乃何嗣宗祖父何汝阈所著；《江南通志》说"汝阈子嗣宗，继其学有名"，实为汝阈孙；《虚劳心传》在曹赤电《中国医学大成提要》、陈邦贤《中国医学人名志》均有著录，虽提出处，但未写内容。

目录

一、会诊方十五案

1. 道台[1]王某病案
（分理上中下法）

● 【原文】

宪公初愈时，交[2]清明节候，气和色泽，天庭[3]间旧冬春初一切黑气，俱已退尽，此皆正气来复之征也。今诊两手脉尤和缓有神，此又受补能安之象，最为可喜。但目下[4]咳嗽尚未全减，一系肾水久衰，虚痰易于上泛，此病前之病也，以补阴安肾为先。但补阴无骤效，非恒守，少全功[5]。一系脾土内伤，不能运化，新痰易从内生，此病后之病也，惟养脾阴、和胃气，令其受纳而易化，有恒[6]自安。

● 【校注】

[1]道台：又称道员，清代官名。指省以下、府以上一级的官员。主管范围有按地区分者，如济东道；有按职务分者，如盐法道。

[2]交：进入。

[3]天庭：指前额中央。

[4]目下：目前，现在。

[5]全功：完满的功业。此指良好疗效。

[6]有恒：坚持不懈。

● 【评析】

此患者本有宿疾，从其目下症状看，当有咳嗽、咯痰缠绵，反复发作的病史。病在肺，久则及肾，或原有肾虚，累及肺脏，肾水久衰，故面色暗黑。冬季、初春天气寒凉，此等疾病尤易发作，天气转暖，清明时节，病情有望好转。大凡此种病证，发作期宜祛邪治标为主，缓解期宜扶正培本为主。该病人当下脉象和缓有神，正值病情缓解之时，故以补肾、健脾为宜。此治疗思想与《虚劳心传》所说治虚三大要中补肾水、培脾土相应。

● 【原文】

前日同议三丸方，分理上中下三脏，斟酌万妥，久服自获全安也。至于腹微痛，痛随便减，明系虚中夹实，肠中有难化之滞，得补而以渐运出也。日间小便少，由气化不及州都[1]，经曰："膀胱者州都之官，津液藏焉，气化则能出矣[2]。"下焦之气化，则上焦之气通而小便长矣。心劳则不能下输于膀胱，所以夜不少而日少也。在宪公以少劳心、节思虑为要。在方药，即于补脾补肾之中，加一二味养心安神之品，如芡实、莲肉之类是也。独是一切刚燥辛温之药，理当禁戒，以金畏火炎，肺嗽所慎，阳亢烁阴，痰家所禁，望加意也。

● 【校注】

[1] 州都：指膀胱。

[2] 膀胱者……气化则能出矣：语出《素问·灵兰秘典论》："膀胱者，州都之官，津液藏焉，气化则能出矣。"

● 【评析】

肺脏久病，多累及他脏，尤以脾肾为主，故治疗的中心不离肺、脾、肾三脏。所议三丸方，分理上、中、下三脏，从《虚劳心传》方论可知，诸如自制清金散、嗡化丸治肺；资生丸、四五培元粉理脾；六味地黄丸、自制回生丸补肾，且何嗣宗认为，补阴无骤效，需久服方可获全安。针对患者腹痛食滞、日间尿少等症，可在补脾补肾方中加味兼顾，但刚燥辛温之药不宜用，因肺阴虚有热之证最忌温燥，临证需注意。

　　　　　　　　　　　　　　　　　　　　何嗣宗医著二种校评

2. 安徽藩台[1]李某病案，共四诊

（降火化痰，养血疏肝，进而脾肾双调法）

● 【原文】

窃[2]尝读《大易》[3]而知居业[4]必立其诚，读《内经》而知治病必求其本，读深师[5]而知学医必知夫《易》。每为之三叹[6]曰：人生斯世[7]，善吾身，摄吾生，若斯[8]之难也。嗟嗟[9]！今之人，其医学之无本[10]，皆由易学之不明耳。医与易道无二致[11]，要[12]皆以阴阳五行之理贯之也。故吾师，大圣人也，慎之于医，犹惕之于易，而吾侪[13]能不兢兢[14]乎。

● 【校注】

[1] 藩台：明、清时布政使的俗称。清代始正式定为督、抚的属官，专管一省的财赋和人事，与专管刑名的按察使并称两司。地位品级从二品，掌一省之政。

[2] 窃：用作表示自己的谦词。

[3] 《大易》：即《周易》。晋·左思《魏都赋》："览《大易》与《春秋》，判殊隐而一致。"

[4] 居业：保有功业。《易·乾》："修辞立其诚，所以居业也。"

[5] 深师：南北朝时宋齐间医家，僧人，善治气病。曾选录晋医僧支法存等诸家药方，辑成《僧深药方》（又名《深师方》）三十卷（已佚）。部分佚文存于《外台秘要》《医心方》等书。

[6] 三叹：多次感叹，形容慨叹之深。《左传·昭公二十八年》："吾子置食之间三叹，何也？"

[7] 斯世：此世。

[8] 若斯：如此。

[9] 嗟嗟：叹词，表示感慨。《楚辞·九章》："曾歔欷之嗟嗟兮，独隐伏而思虑。"

[10] 无本：没有本源。《礼记·礼器》："无本不立，无文不行。"

[11] 二致：不一致。

[12] 要：应当，必须。

[13] 吾侪（chái 柴）：我辈。侪，同辈。

[14] 兢兢：小心谨慎貌。

● 【评析】

何嗣宗对《易经》研究颇深，由此可见一斑。他认为医易同道，皆以阴阳五行之理为指导和贯穿之。因此在其医论和医案中，处处可见运用阴阳五行理论来分析病情、确立治法、推断预后、防治疾病等的阐述，值得学习和借鉴。

● 【原文】

今以求本之道言：人生先天之本在肾，后天之本在脾。脾也者，上法天以行天气之清明，下法地以行地气之重浊，中法人以藏万物之变化，坤作成物，至重也。肾也者，象太极而生两仪，本阴阳而备水火，乾始知天，至大也。毋易言也，故曰：二本[1]，万物之父母，生成之终始，五脏六腑之根本也，本之为义大矣哉。本之在吾身之中，象法天地，变通四时，至颐（多字之义）也。其何道之求，何本之先，而后不紊[2]耶，闻之先君子曰：经详之矣，"病有标本，治有先后；病有微甚，治有缓急；病有新久，治有逆从[3]"，不可偏也。拟之而后言，议之而后动，拟议以成其变化，毋容执也，慎斯道也，可以求本矣。虽然，毋言求也，持之以慎心，处之以虚受[4]，求易之大义，庶几乎知微知彰，知刚知柔，知来知往，知阴知阳，知存知亡，知变知常，乃可以治侯王[5]，是道也。况乎地气有南北之殊，风会[6]有古今之变，居处有劳逸之分，秉性有偏全之别，知变也不求其本，失之泛，不知其本，失之偏，偏与泛，均之勿取。

● 【校注】

[1] 二本：指脾肾。

[2]紊：乱。

[3]病有标本……治有逆从：语本《素问·至真要大论》。

[4]虚受：虚心接受。《易·咸》："山上有泽，咸。君子以虚受人。"

[5]侯王：泛指诸侯。此处当指代病人。

[6]风会：风气，时尚。

● 【评析】

　　脾肾二脏，一为后天之本，一为先天之本。此二本，即如万物之父母，培育和呵护人生之终始。因此，从治病求本而言，脾肾二脏是五脏六腑之本，是人身之根本。即使所见病情因地域、气候、环境、体质之差异而有千变万化，也不能偏离以治脾肾为本的原则。

● 【原文】

　　毋易言求本也，古之君子，观象于坎，知中有水火也。察肾之亏，由火之衰，益火之源，以消阴翳，宜也。脱（假使之义）阳已盛而复热之，失之亢，亢龙有悔，刚不可久，何可长也。察肾之亏，由水之衰，壮水之主，以制阳光，宜也。脱阳有余而阴不养，热安能制？不恒其德，或承之羞，能无三思乎。

　　俯察于地而知脾胃中有阴阳也。审气之弱，由脾之亏，急补土以滋化源，宜也。补之骤而过乎刚，失之燥，夕惕朝乾[1]，其何[2]慎也。察血之亏，由胃之燥，急生胃汁，以恬以养，理也。徒健脾而燥矣，失之过，雨以润之，水以滋之，刚柔相济，《易》何详也。是岂非[3]知柔知刚，知变知常之大体乎？夫偏阴偏阳，五脏不养，潦[4]土旱土，五谷不长，自古慨之，无偏无执，本乃固而病乃祛。徒温徒热，圣人所惧，况于大人先生之前，而敢漫言哉。彼夫十剂七方，燥湿补泻，各以其时，亲上亲下，各以其体，若镜之照物，物来毕照，水之流行，通达无滞，夫然后气乃和而水火相济，何容执滞耶？求脾胃之孰虚而先之，求水火之孰亏而责之，无伤吾脾，无烈吾火，知进知退，以秘以藏，非求本之大要乎？本之既求，须详治法，固非执臆见而恃私心也，则有色脉症在。

● 【校注】

［1］夕惕朝乾：指终日勤奋谨慎，不敢懈怠。语出《易·乾》："君子终日乾乾，夕惕若厉，无咎。"

［2］何：多么；怎么这样。

［3］岂非：难道不是。

［4］潦（lào 涝）：水淹没。

● 【评析】

脾肾为本虽已确立，然具体治疗亦须遵《易经》阴阳制约、刚柔相济之道。如肾中有水火，水为阴，火为阳，阴阳偏胜或偏衰，均可致肾亏。若阳虚则阴寒盛，可用温阳散寒法治疗；若阴虚则阳热亢盛，可用滋阴潜阳法治疗。同样，脾胃中亦有阴阳，阳气虚可用温中健脾法治疗，但不可过于刚燥而伤及胃阴；阴液亏，可用滋养胃阴法治疗，但不可过于滋腻苦寒而伤及脾气。具体治法的确立，要以辨脉症为依据，才能万无一失。

上述关于治脾肾为根本，以及治法确立的原则等论述，作为李某一诊病案记载，是为后续诊治辨析作铺垫。

● 【原文】

安藩李某复诊

谨按先哲有云：能合色脉症，可以万全[1]。何其论证之详，察色之明，而待天以忠厚长者之道，戒后世以私心臆见[2]之切也。诚以言则有征，而私心者不得逞其非；观色则易见，而尚口[3]者无所施其技。病体以安，诚伪以辨，水火阴阳之微，因是而益彰，所关甚巨，岂容略而勿陈哉？经曰：非阳不生，非阴不长，是生之者阳也，阳非火耶；是所以使火之和且平，生而长者阴

　　　　　　　　　　　　　　何嗣宗医著二种校评

也，阴非水耶。火有少壮之分，既济[4]、未济[5]之别，而消长之理具也，此其义之微矣。徒言脉，勿详也，徒尚阴，勿济也，合色脉症而论，庶几无偏而寡误耳。请言症：赵氏[6]曰："釜底无火，物不得熟[7]"，安有易饥易饿，而无火者耶？又曰："命门之火，若走马之灯，下有火，上斯行[8]。"安有抑抑威仪[9]、刚健中正，而无火者耶？丹溪曰："肥则多痰，瘦则多火[10]。"安有骨劲清疏，而非内热者耶？《病能》云：时作时止者火也，易晕易倦者热也，安有齿时痛、面时红，而非内热者耶？有诸内，形诸外，安有晬面盎背[11]、英华[12]发外，而无火者耶？静则和而平，劳则耗而怯，即经[13]所谓"壮火食气[14]"者是也。

● 【校注】

[1] 能合色脉症，可以万全：语出《素问·五脏生成论》："能合色脉，可以万全。"

[2] 臆见：个人主观的见解。

[3] 尚口：徒尚口说。《易·困》："有言不信，尚口乃穷也。"

[4] 既济：《易》卦名。六十四卦之一，离下坎上。《易·既济》："既济，亨，小利贞，初吉终乱。"通常指水火既济，即水火相交为用的意思。在生理状态下，心火下交于肾，使肾水不寒；肾水上交于心，使心火不亢，互相协调，维持动态平衡。

[5] 未济：《易》卦名。六十四卦之一，离上坎下。《易·未济》："象曰：火在水上，未济，君子以慎辨物居方。"通常指水火不济，又称心肾不交，如肾水不足，不能上济于心，或心火妄动，下灼肾阴，便失去了肾水与心火的协调关系而导致病理状态。

[6] 赵氏：指赵献可。

[7] 釜底无火，物不得熟：语本《医贯·补中益气论》："若水谷在釜中，非釜底有火则不熟。"此乃脾阳失于肾阳的温煦所致。

[8] 命门之火……上斯行：语本《医贯·内经十二官论》："余有一譬焉，譬之元宵之鳌山走马灯，拜者舞者飞者走者，无一不具。其中间惟是一火耳，

火旺则动速，火微则动缓，火熄则寂然不动。"

[9] 抑抑威仪：慎审谦谨，仪表威武。语出《诗经·大雅》："抑抑威仪，维德之隅。"

[10] 肥则多痰，瘦者多火：语出《格致余论·治病先观形色然后察脉问证论》："肥人湿多，瘦人火多。"

[11] 睟面盎背：形容有道德修养者的仪态表现为温润之貌，敦厚之态，指有德者的仪态。语出《孟子·尽心上》："君子所性，仁义礼智根于心，其生色也睟然见于面，盎于背，施于四体。四体不言而喻。"睟，当作"睟"，温润。盎，充盈。

[12] 英华：精华。

[13] 经：指《内经》。

[14] 壮火食气：语出《素问·阴阳应象大论》。

● 【评析】

从本段论述可知，二诊时李某症状表现为：形体清瘦，头晕倦态，易饥易饿，齿时痛，面时红，劳累则症尤甚。其病机当属阴虚内热。

● 【原文】

况吾公神素[1] 内定，外视[2] 精明，今也期月[3] 三年，无时不劳，无日不烦，所谓"其志纷者其神伤，其心劳者其火炽"者非耶。惟其火盛，所以水亏；惟其水亏，所以火愈炽。刑金而时嗽，水沸而成痰，扰心神而汗易出，伤中气而色不荣，烦劳之后，易于违和[4]，职是之故。合色脉症以观，明是肾水之亏，非真火之弱，彰彰[5] 明矣。

而旁观者不察色与脉，但曰阳衰宜扶阳，火上宜导火，是助其长也，是齐其末[6] 也，乐目前之速效，必成后日之大忧。且导之而下可也，脱导之而不下，火愈炽，水愈涸，为累滋多矣。从来忧盛危明[7]，古人所贵，防微杜渐，易义所昭，自谓善易者盍[8] 一思也。盖水中之火，少火也，少火生气；桂、附之火，壮火也，壮火食气。火之少壮不分，气之生食不辨，使五志之火，妄动于中，一水之源，日涸于内。老弱一途，潜滋暗长于隐微之中。夫见微知著，治病于未[9]形，医之职也，非亲即友，不知医而妄谈医，一有贻误，其将奚[10]安。以医生言之，以左右言之，则以吾公祖畏谗而陈，亦为罪滋大矣。

● 【校注】

[1] 神素：指质朴无华的精神。

[2] 外视：外表。

[3] 期（jī 基）月：指整月或整年。《论语·子路》："苟有用我者，期月而已可也，三年有成。"

[4] 违和：身体失去调和而不舒适，多用作称人生病的婉辞。

[5] 彰彰：清楚地显露出来，易于识别。

[6] 齐其末：语出《孟子·告子下》："不揣其本，而齐其末，方寸之木，可使高于岑楼。"意指只看事物的表面。

[7] 忧盛危明：形容居安思危，随时有应付意外事件的思想准备。

[8] 盍：何不。

[9] 未：原作"末"，疑误。

[10] 奚（xī）：怎么。

● 【评析】

析其病因，此患者多年来常劳心烦神，而内火由生，火盛则伤阴，阴亏则火越盛，火热伤肺，故咳嗽，咯痰；火热扰心，则汗出；热伤中气，而面色不荣，病变主要在肺，由于病久不复成虚劳，究其根本是肾阴亏虚。

而他人辨证不明，误以为阳虚，虚火上炎，而用桂、附治疗，此正犯了《虚劳心传》中所说的调治七误之一——引火归原之误，可导致肾阴日涸，五志之火妄动于中。

● 【原文】

此色也、脉也、症也，不得不一一合之以论治也。一则曰：实则泻之，虚则补之；一则曰：水虚者壮水以滋之；再则曰：甘温之品以除之，未闻徒以刚燥为也。夫过于温可也，过乎热不可也，过乎温，不失为养脾，过乎热，则流而为燥肺，可乎？病固多藏于隐微，而发于人之所忽，慎思之，明辨之，症也必合之脉，脉也必合之色与症，庶几[1]理易明，治寡误焉。

盖初起新邪，务祛为急，邪去而补乃宁。内伤夹邪，清补务兼卫正，而邪易去，古之道也。故曰邪之不去，即便成实；又曰去病即是补；又曰补不嫌迟，一违诸语，阴阳安调？故前此清利之品，正所以为今日补之养之之地也。甘受和，白受彩[2]，彰彰耳目间，何勿审也。审察夫色脉与症之合以治病，去其偏心，矢之以慎，务使火无内亢，水无不足，阴阳两协于和，而精神自见内守，将不徒去病，且可长年。谨议。

【校注】

[1] 庶几：或许，也许。

[2] 甘受和，白受彩：甘美的东西容易调味，洁白的东西容易着色。语出《礼记·礼器》。

【评析】

关于治疗，何嗣宗认为新感之邪，当急祛之，邪去然后补虚善后；对于内伤夹邪，可攻补兼施。李某病证反复，前期当有新感，经清利祛邪治疗后，当下可做调补治疗，证属内伤夹邪，即阴虚内热，可取滋肾阴，去内火治法，使阴阳平和，精神内守。

【原文】

安藩李某三诊

将来调摄，须从脾肾图治，则精神指日俱与旺矣。盖痰之易生，血之易亏，火之易旺，皆少年时肾水不足所致也。今补肾惟恒，使水升火熄，则血自长，痰自少矣。至于食易滞，便易燥，胃中亦易作楚，皆脾家之不运不化也。

扶坤土[1]之原，令其健行，庶[2]食易消而痰亦易安，何滞何疼之有？此自然之理也。敢陈东垣、立斋两先生之法，立方于后。

生地黄四两　熟地黄四两　茯苓三两　当归身三两　人参三两　牛膝三两盆秋石二两　建泽泻三两　丹皮三两　怀山药四两　阿胶三两　河车一具

一料煎膏，一料为末，以膏同炼蜜少许，打糊和丸。参汤下。

● 【校注】

[1] 坤土：指胃。

[2] 庶：意指众多。

● 【评析】

继二诊病况，当前病机仍属肾阴亏虚，痰火内扰，兼有脾失健运、肠胃干燥，而见食滞、大便干燥等症。治以滋肾、健脾、清热，方用六味地黄丸去山茱萸，加生地黄、盆秋石以增强凉血、清热的功效；加阿胶、河车以增强养阴填精作用；加人参以健脾益气；加当归、牛膝以增强养血益肾作用。全方立意重在脾肾，此亦是本证患者下一步调摄的治疗方案。

● 【原文】

安藩李某四诊

古圣殷殷垂训，无非为一线之真元，于日用饮食之间，咸[1]寓却病延年之道，原非徒恃[2]草木无情之品也。脱禁戒之难守，起居之失慎，寒凉日进，真火日消，将先后天之根本奚赖，于古人治病求本之大旨悖矣，至此而日进补阳，恐鲜克有济，非苍生所仰赖于宪公者也。万祈珍摄[3]自爱，勿求一时之快，以贻[4]日后之忧，无焦怒，无饮寒，守之恒，持之力，脾肾双调，功效自获，岂徒[5]杖履之安，定有宜男[6]之庆。荷蒙宠爱，斗胆直陈。

何时希按：何嗣宗治安徽李藩台之病时，想必周围蜚语很多，故案中议论较为激动。但在有关他的记述中，多有德术并彰之誉，如治皋台葛太夫人胸痹，他对杨先生大为赞扬，即见其服善的美德。

● 【校注】

[1] 咸：全部。

[2] 恃：依赖。

[3] 珍摄：保重、保养身体。

[4] 贻：遗留。

[5] 岂徒：难道只是。

[6] 宜男：指多子。

● 【评析】

李某四诊脉案较前当无大变化，只需恒守前方，脾肾双调，功效自获。然于此何嗣宗提出病人调摄之宜忌及不能误用补阳之品，而伤伐脾肾之根本。从本案例的辨证论治过程中亦充分体现了《虚劳心传》所提出的治虚三大要，即补肾水、培脾土、慎调摄。

3. 藩台李公子病案，共二诊
（平调气血、和顺阴阳以治劳瘵）

● 【原文】

病经四载，内热甚而喘嗽加，脾土衰而泄泻至，肝肾两亏，肺脾两败，劳损日成，何以善后？是非尽治之不善，乃药之不得其道也，无他治本之法，但知脾胃之培补，培土之道，不知燥润之各别故也。盖物物一太极[1]，脏脏一阴阳，岂坤土一家独燥为宜耶？如独燥为宜，将久旱不雨，物何以生，理可推矣。经不云乎，知微知彰，知柔知刚，乃可以理阴阳。夫病久则正气日亏，法当温补；内有热焉，徒补无功；因热而清，气既衰矣，徒清必害，正所谓寒之而火食不入，热之而躁烦日生者矣。处艰难之际，古人必思万全之法，慎心以图，曲折以治，即病者有执见[2]，断断勿可循，旁人有偏识，必明以开导。惟有平调气血，和顺阴阳，随寒暑温凉之时，而用甘苦酸咸之剂，察阴阳之变，因旱潦[3]之宜，补土也仍有益于水，壮水也原有补于脾，此其中有道也。今之人勿讲也，只知刚燥为是，无怪乎虚损一证愈者寥寥，是谁之过欤？藉日（假定说）古人治病，必以胃药收功，此三尺孩童皆知之矣，至于土有旱潦之宜，刚柔之别，燥湿之分，人乃昧昧[4]焉。书云：七八月之间，旱雨两集，则苗勃然而兴[5]，岂未之前闻耶，何以但知燥其脾而不知生脾阴、养胃汁？致壮火食气，而咳嗽日增，火燥万物，而脾滞不化，良[6]可慨也。今已渐入膏肓，欲商治法，必以脾土为先，而培脾土必以禁刚燥、戒壅滞为要务，慎以图之，恒以守之，润而不潦，补而不凝，益天真之气，使水火平调，培坤土之元，使刚柔咸济。必思大体，勿乐小成，务杜后忧，勿求速效。毋专恃草根树皮以图功，当思血肉谷食以当药，即饮食日用之间，在在[7]有却病延年之道，庶克有济。古人所谓同类易为功，非众难为力，是也。不然，虽日进补汤，非万全之策。今一一陈明，录方于后，以佐药力之不逮[8]云尔。

何时希按：本例方药遗记，但后面枭台葛某病案中，五果、五谷、五蔬之法，及《何氏虚劳心传》中所载治疗方法，均可参考。

● 【校注】

[1]物物一太极：语出《易经》。所谓"其大无外，其小无内，物物一太极"。意指每个事物都像一个太极，分为阴阳两面。

[2]执见：固执己见。

[3]潦：同"涝"。雨多，水淹没。

[4]昧昧：昏乱，模糊不清。

[5]七八月之间……则苗勃然而兴：语本《孟子·梁惠王上》："七八月之间旱，则苗槁矣。天油然作云，沛然下雨，则苗浡然兴之矣！"

[6]良：确实。

[7]在在：处处，各方面。

[8]不逮：不及。

●【评析】

病人李公子患咳喘、咯血（从二诊知），证已4年，又见泄泻，此肝肾两亏，肺脾两败，虚劳已成，如何治疗？何嗣宗认为当平调气血，和顺阴阳，且需随季节气候变化而选用性味相应的药物，如夏用苦寒，冬用甘温。然治疗的中心在于补益脾肾，且两者相互相成。并认为日常饮食调养亦有治疗作用，不能仅依赖药物。同时何嗣宗批评了一些误识、误治，如只知脾喜燥恶湿，而过用刚燥；气虚有热，不能徒用温补，亦不能徒用寒凉清邪，当刚柔相济，阴阳平和，持之以恒，方能有益于病，转危为安。

●【原文】

藩台李公子复诊

公子见红[1]一症，去冬稍安。自春至夏，红漏两作。无他，岁当午，火旺而热益深。病因肝郁而热益炽，肺移热于大肠而痔漏[2]作，热久痛久而胃日伤故也。热愈盛则水愈涸，津液少故大便艰，真阴亏故身热时见。况炎夏伊迩[3]，是必汲汲[4]于养水壮阴，庶克有济。然养阴一道，其效最难，积月之功，或一朝之忿，一念之妄，肝肾之火一炽，而前功尽弃矣。是必有恒惩忿[5]，静养耐心，清肺以治漏，补肾以降火，和肝以养血，庶图渐安耳。

●【校注】

[1] 见红：指咯血。

[2] 痔漏：病名。指痔疮合并肛漏，肛漏又称肛瘘。明·方贤《奇效良方》卷五十一："初生肛边成癗，不破者曰痔，破溃而出脓血、黄水侵淫淋漓而久不止者曰瘘也。"

[3] 伊迩：将近。

[4] 汲汲：心情急切貌。

[5] 惩忿：克制忿怒。

【评析】

李公子二诊，咳血一症，去冬虽减，春夏又作，外加痔疮出脓血、黄水，此乃肝郁肺热，久则阴亏肠燥，故见身热，大便干结。况正值夏日，易助热伤阴，急当滋肾以降火，清肺以治漏，和肝以养血，且要坚持治疗，并耐心静养，庶图渐安。本案遗方，参《虚劳心传》可选六味地黄丸合自制清金散加减，即可于六味地黄丸去泽泻，加麦冬、天冬、百合、桑白皮、地骨皮、枇杷叶、贝母、薄荷、花粉、白芍、藕汁、茅根汁等药物治疗。

4. 镇江道台魏某病案
（温肾健脾法）

【原文】

老公祖[1]六脉和缓，顺时安吉之象也，但两尺与右关缓而无力，肾阳之衰，脾胃之弱，知已久矣。经云：阳气者若天与日[2]，所以流行三焦，健行不息者也。开关早则阳早衰而不固，思虑多则气内伤而不运，浊阴内滞，肝气易乘，相因之理也。喜正当富强之时，易于培补，老氏[3]有云：至道之用啬[4]。啬思虑，省嗔[5]怒，固精气，则本立而无内伤矣。守立斋、东垣之法，脾肾双调，温补命门，以益其火，健补坤元[6]，以固其中气。守之恒，持之力，药戒寒凝之品，食慎难化之物，俾气不伤而阳不扰，功斯见矣。所贵乘时留意也。

【校注】

[1]老公祖：明、清官场中对地方长官的尊称。

[2]阳气者若天与日：语出《素问·生气通天论》："阳气者，若天与日。"

[3]老氏：指老子。

[4]啬：节俭，不浪费。《老子》："治人事天莫若啬。"《韩非子·解老》："少费之谓啬。"

[5]嗔（chēn）：《说文》："嗔，盛气也。"指怒，生气；或对人不满，怪罪。

[6]坤元：指大地为生长万物的根元。这里指脾胃。

患者魏某，脉虽和缓，但两尺与右关缓而无力，因尺脉候肾，右关脉候脾，故云肾衰脾弱。肾中有水火，此案例阴阳俱损，大凡阳气为主导，故治以脾肾双调，温补命门，以壮其阳，但依何嗣宗之见，用药需刚柔相济，阴阳平和，使气不伤而阳不扰，才能功效卓著。案未载方，可参《虚劳心传》左归丸加人参、黄芪。

5. 两江制台常鼎病案，共二诊

（滋水养血，治嗽与痛）

● 【原文】

老先生脉象左手缓小有神，按《脉经》曰"大为病进，小为病退"，今小而反疼，正所谓时大时小者火也，宜用童便，取其降火而化痰。右寸关带滑，滑主痰多，明是肺胃有痰而作嗽，肝家夹火生痰而作痛也，宜用瓜蒌化痰以宁嗽，缓肝以理痛。夜痛而日稍宁，是肝经之亏也，归、芍以养血和肝，在所宜用。肝须条达，不达即痛，柴胡、陈皮所以宣达气血者，想宜[1]采用者矣。肝藏血而主气，宜用血中之气药，气中之血药，以为和血理气之需，则郁金、延胡宜商酌一二味以止痛可也。治炫[2]年迈识荒，惟慎是守，不能出奇制胜，窃寐难安，伏惟[3]垂鉴[4]。

柴胡五分　陈皮一钱半　炒木瓜七分　羚角尖七分（磨冲）　净归身一钱半　酒炒白芍一钱　炙甘草五分　茯苓一钱　炒全瓜蒌四钱　酒炒延胡索七分

水两钟[5]。加橘叶十片，取其香而不燥，能理肝气以止疼也。煎至八分，冲入童便、竹沥各一小杯服。

● 【校注】

[1] 想宜：疑作"相宜"。意指合适。

[2] 炫：何嗣宗名"炫"，此处为自称。

[3] 伏惟：希望，愿望。

[4] 垂鉴：留作鉴戒。

[5] 钟：古代器名，即圆形壶，用以盛酒浆或粮食。

● 【评析】

常霈老先生患痰嗽、胁痛，何嗣宗辨证认为是肝郁夹火生痰、肝经亏虚失养所致，故治以疏肝理气化痰，养血和肝缓痛。他认为肝藏血而主气，治肝以和血理气为要，宜用血中之气药、气中之血药，此乃经验之谈。观此方用药，理气、养血两不误，且有何氏特色，即药煎到八分将成之时，冲入童便、竹沥各一小杯，有增强清热化痰作用。

● 【原文】

两江制台常霈复诊

宪公昨用童便以降火滋阴，用竹沥以化痰养血，三日以来，痛嗽日减而相安，益知以滋阴养血，在所必先者矣。昨面谕云：须求病之根源图治。今谨详察，请一一陈之。

宪公祖先天本不足，肾久内亏，故火易生而内热时形，所当壮水之主，以制阳光，此其一也。

胁肋作痛，水亏不能荣木，所当滋水以养之，二也。

筋作痛，血不荣筋，所当养血以舒之，三也。

痰嗽日多，火刑金而肺不宁，痰内升而气不达，故嗽而兼痛，务使水升而火乃息，痰理而嗽乃平，二者交治，所当益肾以安痰，法须六味，四也。

且稠痰日多，津液内烁，非滋水何以使火不内烁乎，故经曰：肾安则痰安，当以六味补肾，明矣。经又曰：肾虚夹痰者，肾气汤补而逐之[1]，五也。

夜间手心热，脉常数，汗液出，非内伤火烁乎，不滋水，热安退，宜以六味滋之，六也。

火内炽而上升，致烁上焦氤氲[2]之清气，胸膈时空而作饿也，亦当使水升火息，自非六味不能，七也。

消肌削肉，食气耗精，非火而何[3]，为病一月，尤非苦寒之药所宜。夫火之未清，清之为急，火之稍清，壮水为先，设此时而不壮水，火将安制，急须六味，八也。

病在上，求之下；病在火，责之水，理与法均须六味，九也。

合之于脉，乍大乍小，非火而何；合之于昼夜，昼静夜热，非阴虚而何；参之于六气，厥阴风木交令，木旺生火，非水不润，六味在所必需，十也。

脱以地黄为滞而腻膈，现已上焦时空而气歉[4]，中脘易饿而肠鸣，无患其滞也。古人云：熟地治虚，失于凝塞，此病中之常情也。析疑似，辨脉症，如非滋水，火无由制。则用六味有断断[5]者矣。况药之性，本乎天者亲上，本乎地者亲下[6]，二地[7]以重浊之质，有实下之功，重则下趋，何滞之有。合之六味，又为缓剂，诚实下药也。若少壮新邪，当用重药急药；病久阴枯，宜静剂缓剂，所谓病宜攻者药务峻，病宜守者药务缓，此用药之大法也。岂不知王道无近功者，其如欲速则不达何[8]，故不得不审也。且地黄为实下之药，即寓纳气归源之理，并可预防老弱之虞也。灌其根而枝叶乃荣，滋其水而肝肺乃宁，今欲治嗽与痛，舍六味无正法，想宜采择焉。蒙宪谕谆谆[9]，故敢直言以禀。治炫年衰识浅，恐负垂青，夙夜抱惭[10]，伏惟慈鉴[11]。

大熟地五钱（补肾水，养肝血，则下趋而不滞，为实下君主之药）萸肉[12]一钱五分　大生地四钱（凉肝血，祛肾热，能消宿滞，且化瘀血，《本草》可查）　怀山药二钱　丹皮一钱半　茯苓一钱半　泽泻一钱半　怀牛膝一钱半　麦门冬一钱半

水两钟，煎至一钟，冲入童便五钱、竹沥五钱，天明候温服。

何时希按：此例当属康熙壬寅（1722）秋，为何公临殁之一年。见于《奉贤何氏世乘》：是年"治制台常公鼎之疾，殁于南省藩署"。

● 【校注】

[1] 肾虚……逐之：语本《医贯·先天要论·痰论》："惟仲景先生云：

气虚有痰，用肾气丸补而逐之。吴茭山《诸证辨疑》又云：八味丸，治痰之本也。"

［2］氤氲（yīnyūn 阴晕）：水气弥漫的样子。

［3］而何：是什么。

［4］歉：不足。

［5］断断：忠诚专一的样子。此处指药效专一。

［6］本乎……亲下：语本《易传·文言》："圣人作而万物观，本乎天者亲上，本乎地者亲下，则各从其类也。"

［7］二地：指生地与熟地。

［8］何：古同"呵"，谴责。

［9］谆谆：诚恳的样子。

［10］夙夜抱惭：小心谨慎，不做有愧于人、有愧于心的事。语本《围炉夜话》："夙夜所为，得毋抱惭于衾影。"

［11］慈鉴：对长者的敬语。

［12］萸肉：即山茱萸。又名山萸肉、肉枣、药枣。

● 【评析】

常鼐老先生二诊，经前方治疗后证情缓解，可见从滋阴养血入手，同时理气、清热、化痰之治是正确的。对于本证的病因病机与后续治法用方，何嗣宗作了详尽的分析，提出十条，概言之，是肾阴久亏，内有火热，故身热、手足心热，且入夜尤甚；水不涵木，肝虚火旺，故筋、胁作痛；木火刑金，肺失清肃，而痰嗽不宁；内火食气耗精，故身体羸瘦，中脘易饥而肠鸣，究其根本，当是肾阴虚、内火旺。治病求本，当用六味地黄丸壮水之主，方中并加入生地黄、麦冬以增强滋阴凉血、清热之功；加牛膝以补肝肾、通筋脉；冲入童便、竹沥与前法同，以祛余邪。

对于阴虚内热的治疗，何嗣宗提出"火之未清，清之为急，火之稍清，壮水为先"，本病案即如是，一诊以清理为主，二诊以养阴为主。

6. 浙江巡抚李某病案

（滋肾固精、益肾气法）

● 【原文】

谚有之：土地而能言，地师食无所；肺腑而能言，医师食无所，志士之所羞也。夫病情至变，脉理幽深，彼曰虚，此曰实，纷纷聚讼[1]，何以处此。合之色与症，可也；信之手与足，不可也。血气之先，脉实兆端[2]，有力为实，无力为虚，至切也。弦洪毛石，各以其时，至明也。静焉脉静，岂得云衰；动焉脉动，岂遂云盛。病时脉大，病之进也，非健也；安时脉小，病之退也，非病也。毫厘千里，不可不思也。兹[3]当冬月，想其时令，脉应静乎否乎；适在新愈，脉应大乎小乎；人之有尺，犹树之有根，根应藏乎露乎，则命门之脉应藏乎否乎。曷[4]为以右尺之脉沉，而遂谓命门之早衰乎？夫冬之脉沉如石，应乎天矣；六脉静，合乎时矣。命门火衰，有是征乎？脱[5]曰：手足寒，火衰也。安有冬月而四末不寒？培坤土而手足无力，东垣立训，求诸本也。遽[6]谓火衰，肺腑能言，岂曰信然，三思焉可也。夫一冬之脉，藏三时之用，当收藏之序，左尺沉静，是得藏气之正也。脏者藏也，退藏于密，《易》贵之。值阳生之始，六脉和缓，气虽弱，神内静矣。始生之阳，一如少男之巽[7]，静焉可大可久。《易》曰："龙蛇之蛰[8]""成性存存[9]"，尺脉以之。心脉在冬时，禁其旺也，今弱而少力，心气之伤，劳心之故。何虑何思，《易》谆谆矣。右关，脾胃脉也，时滑时空，虽曰痰盛，实由气怯，益中气、培坤土，参、术时进，殆无庸议。独尺脉绵绵若存，其虚已甚，知肾水之已衰，其来有自，岂尽有形而始哉？经曰："肾藏志[10]"，扬其志则伤肾；心涵肾，劳其心则肾亦惫。故滋肾水，固肾精，益肾气，勿劳心，勿用志，此要图[11]也。

● 【校注】

[1] 聚讼：众人争辩，难定是非。语出《后汉书·曹褒传》："谚曰：作舍道边，三年不成。会礼之家，名为聚讼，互生疑异，笔不得下。"

[2] 兆端：发端。

何嗣宗医著二种校评

［3］兹：此时。

［4］曷（hé和）：何，为什么。

［5］脱：倘若，或许。

［6］遽（jù）：仓猝，匆忙。

［7］巽（xùn）：八卦之一，代表风。《易·说卦》："巽为木，为风。"又《巽》："象曰：随风，巽。"引申为懦弱。

［8］龙蛇之蛰：语出《易·系辞下》："龙蛇之蛰，以存身也。"蛰，潜藏也。

［9］成性存存：语出《易·系辞上》："成性存存，道义之门。"此指人之阳气蕴存着，存养着。

［10］肾藏志：语出《素问·调经论》。

［11］要图：主旨。

● 【评析】

　　何嗣宗作为一代名医，辨证功底深厚，四诊合参，并结合季节、病况等对病人的脉象、症状仔细分析，去伪存真，以作出正确的判断。本案患者心脉弱而少气，提示因劳心而心气伤；脾胃脉时滑时空，乃中气虚；尺脉绵绵若存，说明肾虚已甚，治当补肾固精为主，并慎调摄，注意修心养志。

7. 臬台葛某病案

（扶脾和肝，兼用五谷、五果、五蔬法）

● 【原文】

　　经曰：胃司受纳，脾司运化。一化一纳，生身之本也。今宪公祖胃虽能纳，脾不运化，因脾为思虑之所积伤，劳烦之所日耗，寒暑之所相侵，肝木之所相克，而运化之本愆矣。脾失法天本健之常，化生万物之职，由是日进饮食，不能化生精微，尽酿成痰浊，阻塞饷道［1］，妨碍饮食，升降不清，呕吐渐加也。治之之法，贵在扶脾，脾健痰自安，脾健气乃和，脾健则能运能化，一切结气郁逆之在胸膈间者，庶渐舒和而宽解矣。若专急攻痰，则脾胃受伤，而痰反日生也，不可不慎。故书曰："治痰不理脾胃，非其治也[2]。"古人殷殷告诫，诚以脾胃为生身之本，又须淡泊饮食，和脾而勿使助痰；却[3]怒解燋[4]，和肝而勿使侮土；戒一切寒苦攻击之药，勿使伤胃而害正气；戒一切油香燥烈之品，勿使伤阴而呕吐。以油药泥滞而发吐，香药上窜而作呕，燥药助火而生痰。养之有恒，勿祈速效，缓缓调摄，渐望安舒，而格证[5]可免，所望留神于早也。立方呈裁。

真老山人参一钱（渐渐增至五钱为止）茯苓一钱半　橘红一钱　炙甘草五分　九制白术一钱半（米泔浸一夜，土拌，饭上蒸三次，晒二次，又以人乳拌炒）　枇杷叶三钱（去毛蜜炙）

丸方名结气丸，出《本草纲目》人参条下：

人参一两　橘红四两

第二料用：

人参二两　橘红三两（以后橘红渐减至一两，人参增至四两为止）

每日用汤送下一二钱。（何时希按：汤即开水）

从来调理脾胃之法最宜讲究，贵养正气，不在药味，故用药宜少而清，清气旺则浊气下降，故厚味宜禁也。但得五谷以养之，五果以助之，五蔬以通之，下通则上不格，清气胜则浊痰内化矣。另录大法于后。

五果汤：

黑枣（陕中有一种肥大者最佳，如徽枣亦可用）数枚　榛仁数枚　白果（去壳炒）　巴达杏仁　桂圆肉　风栗各数枚

煎汤代茶。如喜食，亦可随食五六枚。

五谷以养之法：

小米粥　大麦粉粥　新米粥（粳、糯米各半，炒过后煮）酸浆粥　牛奶子粥（每作米粥时，先加牛奶一调羹，以后渐渐递加，至纯是牛乳煮粥，则脾胃大健矣）

五蔬：

菠菜　白头菜　野菜（即荠菜）　黑芝麻等皆宜也。

经云：呕吐之症，得药而安，安后不可骤用荤味厚浊之品，及米饭、麦饭，以仓廪未固也，犯之难治，愿留意焉。

● 【校注】

［1］饷道：指脾胃。

［2］治痰……治也：语出《医宗必读·痰饮》。

［3］却：拒绝。

［4］燋（jiāo 交）：着急。

［5］格证：吐逆证。《伤寒论·平脉法》："寸口脉浮而大，浮为虚，大为实，在尺为关，在寸为格，关则不得小便，格则吐逆。"

● 【评析】

葛某之证因胃能纳食而脾不能运化，导致痰浊内阻而见呕吐，治疗重在扶脾，脾气健运，痰浊自去。方以四君子汤加橘红、枇杷叶，即健脾益气，又降气化痰，方中人参剂量由一钱渐增至五钱。并用结气丸，人参一两，橘红四两，每日开水和服一二钱。第二料起用人参二两，橘红三两，直至人参增至四两，橘红减至一两。从药物剂量的递增递减用法，可见何氏用药讲究药物功力与病情的适应性，以逐渐达到治疗目的。此法在二十三世何书田戒烟方中亦有应用。

何氏认为，调理脾胃用药宜少而清，且可借助食物调养，如五谷、五果、五蔬以养之、助之、通之，可有助于健脾化痰。同时要注意呵护脾胃，杜绝一切伤害因素，如饮食宜清淡，情志要舒畅，不妄用苦寒、燥烈、油滞、辛香等药物或食品。

8. 枭台葛太夫人病案
（益胃阳、散阴滞以治胸痹）

● 【原文】

病属胸痹，阴寒之气上逆所致。经曰：人生之阳气，如离照当空，旷然无外，下济光明，气机流行，百脉以和。今真阳之气衰微，阴霾之气易乘而上逆，壅遏上中之气，不得宣达四布，痰以内聚，气以内滞，血不行，脉不流，胸痛彻背，背痛彻心，呕吐吞酸在所时作。仲景先生，微则用薤白白酒以和其阳，宣达其滞；甚则用附子益阳，以散其阴，鼓舞其阳，俾升降清，痛乃已。世或鲜察，概用香砂，坐耗其胸中之阳，阳愈微，痛愈甚者往往有之，此证之所以不得不早为辨也。今脉滑而浮，知一阳有来复之机，阴霾有渐化之象，足征公祖纯孝之格，杨先生之用药妙矣。但年高之孤阳，本易衰而难固，非有恒则根本不立，久扰之阴寒，又生痰而滞气，非行健则余邪不退，譬之治乱，忠信未孚，破残之后，往往复聚而成患。此诸凡痛症，所以易复，年高久病，所宜刻谨者。调治之法，急在扶脾和胃而已，《易》不云乎，至者坤元，乃顺承天[1]，上法天以行天气之清明，下法地以行地气之重浊，浊降清升，所宜采用，以培坤土，以益胃阳。建中、理中所当速进，以固中焦，以散阴滞者也。谨陈其要，以备道中采择。在太夫人尤当戒气恼、节饮食，守之有恒，则草木树皮，庶克有济者也。方陈后幅。

何时希按：方缺。

● 【校注】

[1] 至者……承天：语出《易·坤》："至哉坤元，万物资生，乃顺承天。"

● 【评析】

葛太夫人患胸痹，症见胸痛彻背，背痛彻心，呕吐吞酸，脉滑而浮。何嗣宗辨证认为此乃肾阳虚衰，浊阴壅遏上、中之气，气机阻滞，血脉瘀阻所致。此等病证按仲景法，轻则用薤白白酒汤以和其阳，宣达其滞；甚则用附子益阳，以散其阴，鼓舞其阳。患者经前医扶阳法诊治，阳气有复，阴霾有化，故今脉见滑而浮。然由于年高病久，阳气易衰而难固，余邪不退，病易复发，如何固本、祛邪是当务之急。何嗣宗认为调治之法，急在扶脾胃，并引《易经》之理，培坤土，可上法天以行天气之清明，下法地以行地气之重浊，浊降清升升，所宜采用。方如建中、理中所当速进，以固中焦，以散阴滞。同时，患者尤当戒气恼、节饮食，守之有恒，或可延年益寿。此理论与治法对现代冠心病心绞痛、心肌梗死有一定的参考价值。

9. 扬州知府江某病案
（养真精、益心脾以治不育）

● 【原文】

从来生育之道，不在补相火，而在养真精；不在补肾阳，而在益心脾。观精字之从米，知精生于谷，化于脾，明矣。观离象之中空，知肾藏于心，交乎火下，又明矣。况徒补火，徒补阳，则阳易兴，欲易多，而精薄矣。无论其不能生子，即生子亦易夭，此老年富贵之流弊[1]也，不可不知。故欲生子，在少虑、少欲、少饮酒，以端其本；扶脾养心，以资其用；冬夏远房，以蓄其精；春秋择期，以施其化，则宜男而且寿矣。不然，则日进补药，亦奚以为。

拟五子衍宗丸：

枸杞八两　菟丝八两（酒蒸）　覆盆八两　北五味二两（研）　车前子二两

为末，炼蜜丸。空心服八十丸，盐汤下。修合禁忌照例。

● 【校注】

［1］流弊：滋生或沿袭而成的弊端。

● 【评析】

江某患不育症求治，何嗣宗对生育之道的论述尤为深切，值得效法。首先，方药治疗从养真精、益心脾入手；其二，生活习惯上，病人要少虑、少欲、少饮酒；其三，掌握好生育时间，冬夏远房，以蓄其精；春秋择期，以施其化。

10. 蒋太太病案

（滚痰和胆，平攻平补法）

● 【原文】

老夫人痰火郁结，为病于上焦，不得安于窟寐[1]，麻木缠绵，将近半载。非尽治之不善，药之不合也，盖积之也非一日，则去之也非一朝，审矣。古人不云乎，病久生郁，郁久生火，火盛生痰，痰火交炽，安寝难期，愈病则愈焦，愈焦则愈病，火日盛而难消，痰日结而难化，病之缠绵，厥[2]惟[3]此故。所幸脉不数，发不脱，肉不落，食不减，知病在腑不在脏，病在标不在本。属痰属火，而非风非寒，属胃属胆，而非虚非祟（何时希按：病家有迷信之疑），明矣。况六腑之病易医，五脏之病难疗，今非郁痰在胃，郁火在胆耶，可安之机，正在于是，如之何其悲哀动众也。合之于脉，左弦右滑，时伏时大，痰结则脉伏，火旺则脉亦旺，脉与证合，非怪也，奚[4]为过虑，过虑反为增剧，如之何其勿思也。合之于症，经曰："胃不和则卧不安[5]。"又曰：胃有滞则舌有苔。其所以不和者，痰也，所以滞者，痰与火也，非心血之不足，肾水之枯涸，又明矣，如之何其勿察也。经曰：乙木不达，甲胆先病。肝与胆为兄弟，先腑后脏故也，胆胃病则寒呕而口苦，有内形外，诸症之成，固宜与肺与肝，与心无涉，又明矣，如之何其勿视也。独是不眠久，则气尽行于阳，浊痰扰则神为其乱，经曰："阳气者因暴折而难决，故善怒[6]。"神明乱则惊痫。所当预虑急谋，乘阳和[7]司令之时，速清胆家之火，使神明内和，兼理胃家之痰，使清气不扰，庶几狂痫之病，可以无变。况"胆者中正之官，决断出焉[8]"，谋虑不决，忧疑过甚，则胆病，胆病则背为之楚，胆络系于背也。胆和则背亦安，而杂病不加矣。总之顽痰胶固，则磨之消之，以日以月，有缓治，无急法也。心烦意空，则慰之安之，以和以解，无徒攻，无徒补也。守之恒，持之力，勿以小安而遂喜，勿以小不安而骤惊，无以为气弱而补之可安，无以为阴亏而营血是养，痰得阴药而愈滞。须知伤在气而不在血，病在郁而不在虚；须知病由惊恐而来，非从劳怯而致；须知病变在狂在痫，以痰不退，神明不清故也。须防变病在厥证，以痰能蔽明故也。明乎此数大端，而后可以商医事矣。

● 【校注】

［1］寤寐：睡觉。

［2］厥：才；乃。

［3］惟：为；是。

［4］奚：何，为什么。

［5］胃不和则卧不安：语出《素问·逆调论》："胃不和，则卧不安，此之谓也。"

［6］阳气者……故善怒：语出《素问·病能》："阳气者，因暴折而难决，故善怒也，病名曰阳厥。"

［7］阳和：春天温暖之气。

［8］胆者……决断出焉：语出《素问·灵兰秘典》："胆者，中正之官，决断出焉。"

● 【评析】

蒋太太患不寐已近半年，症见安寝艰难，焦虑不安，神明不清而麻木。虽经治疗，但因辨证不明，用药不合，故罔效。何嗣宗对病证作了详细分析。首先，据四诊合参，脉左弦右滑，时伏时大，痰结则脉伏，火旺则脉亦旺，他辨证为痰火郁结。然后一一剖析，作进一步辨证论治：一辨病在脏，还是病在腑？察病人脉不数，发不脱，肉不落，食不减，可见病在腑，尚未深入于脏。二辨病在哪个腑？经曰："胃不和则卧不安。"故病人不寐与胃不和有关，中焦不和则痰浊内生，而见舌有苔，再察病人症见呕而口苦，脉左弦，时大，乃胆胃同病，胆火旺、胃有痰之征。三辨病之变化，病人不眠已久，则气尽行于阳，浊痰扰则神为其乱，经曰："阳气者因暴折而难决，故善怒。"神明乱则惊痫。如此发展则可变生狂证或癫痫，甚至厥证。四论治疗措施，基于上述辨证分析，治疗当速清胆火，使神明内和，兼理胃中之痰，使清气不扰，则诸症可缓，变证可防。同时对病人的焦虑心烦，要作安慰疏导。并告诫对此等久病顽痰的治疗要磨之消之，持之以恒，有缓治，无急法。避免因病情反复，而动摇治疗大法，或因症见虚弱而误用补阳、补阴，因阳药可助火，阴药滞痰湿。

● 【原文】

是故痰由火旺，治火为先，初治之法，舍清寡策。今则老痰沉痼，非滚不退，故欲去病，徒补无功，纵黩武玩兵[1]，先哲所戒，而讨贼定乱，非武不宁，古圣人列野陈师[2]，岂好劳哉，恐养寇也。今之攻之，正以为补之之地也，故先之以滚痰丸，以除数年久积之痰，所谓戡[3]祸乱而致太平者须此。继之以和胆汤、秫米饮，以安不和之胆，以清久扰之胃，所以通阴阳而使气血两协于和者，须此。小小汤丸，屡屡加进，平攻平补，以平为期。使无害正之愆[4]，亦无资敌之弊，诚治是病之大要也。慎以守此，庶几近焉，谨陈一得，以备高明采用。

● 【校注】

[1] 黩武玩兵：轻率无度地使用武力。

[2] 列野陈师：展开架势，准备开战。

[3] 戡（kān 刊）：用武力平定。

[4] 愆（qiān 千）：过失。

● 【评析】

本证的病机是痰火郁结，胆胃不和，治当清火、化痰。然痰火交结，如何治？何嗣宗认为宜先清火，然后再祛痰。对于顽痰，非用滚痰丸攻之不可，待久积之痰祛除，继之以和胆汤、秫米饮，以安不和之胆，以清久扰之胃，汤或丸药的剂量宜屡屡增加，平攻平补，以平为期，使攻不伤正，补不恋邪，气血调和而病愈。

11. 蒋太太病案 丙申（康熙五十五年—1716）春，共二诊

（甘温冲和，饮食调养，五喜、五恶、七宁之法）

● 【原文】

太夫人之脉，神和气清，皆大寿之征也。但形神清癯[1]，此属精气早衰之故，是非扶脾益胃不为功。大凡治病必以胃药收功，而年高气弱，尤以扶土为要。况脾素虚而胃又素弱，中气更亏，非平日不能强饭加餐所致乎？其为宜补而不宜攻，宜养而不宜清，明矣。且精气神三者之中，神衰须谷食能养，而精与气，亦须以血肉为助。昨示种种，要皆吉兆，惟年来未甚葆和，其调理之剂，必以甘温冲和，最禁刚燥，勿苦勿寒，以恬以养，何思何虑。六君、四君，皆宜采择，归脾、补中，顺时而用，守古人七十非肉不饱之言，酒醴[2]膏[3]浆[4]，万弗坚拒，脂膏[5]修馔[6]，必宜强进，以饮食固其根本，以汤药助其不逮[7]，守之恒，持之力，岂徒[8]去疾，定必长寿也。录方于后。

煎方，每月五帖，单日服：

人参三钱　土炒白术一钱半　炙黄芪一钱半　炒当归一钱　炙甘草五分　五味子三分　升麻三分　茯苓一钱　麦门冬一钱半　大枣二枚　陈皮七分　法半夏一钱　煨姜二片

又煎方，每月五帖，双日服：

人参三钱　土炒白术一钱半　炙黄芪一钱半　炒当归一钱半　炙甘草一钱　桂圆肉三钱　煨姜二片　大枣二枚

膏方，自三月初起服，至九月中止：

白术八两（土拌蒸炒）　归身四两　桂圆肉八两　人参二斤　广皮四两

共煎，去渣，将饴糖收成膏滋，空肚时服。仍用人参汤冲服五钱，服时冲入紫河车胶八钱[9]为妙。

● 【校注】

[1] 清癯：清瘦。

[2] 酒醴（lǐ 礼）：指各种酒。醴，甜酒。

［3］膏：肥肉。

［4］浆：浓厚的液体。

［5］脂膏：油脂。

［6］修馔（zhuàn 转）：准备饭食。

［7］不逮：不及。

［8］岂徒：难道只是。

［9］钱：原为"两"。疑误。

● 【评析】

　　蒋太太神和气清，但形神清癯，又年高气衰，治当扶脾益胃，辅以饮食调养，如谷、肉、膏脂均可适量食用。方药可选四君子汤、归脾汤、补中益气汤等，必以甘温冲和，最禁刚燥，勿苦勿寒，且需守之恒、持之力。处方有三：一是补中益气汤去柴胡，加五味子、茯苓、麦冬、半夏、大枣、煨姜，健脾益气，养胃化湿而不燥。每月五帖，单日服。二是归脾汤减味，即去除木香、远志、陈皮、酸枣仁、茯神等药，留存益气养血之品。每月五帖，双日服。三是益气、养血、填精膏方，组成共七味药：人参、白术、当归、桂圆肉、陈皮、紫河车、饴糖。自三月初起服，至九月中止。三张方子的有序组合服用，具有因人、因时、因证用药的效果，达到平和调养的目的。

● 【原文】

蒋太太复诊

　　自来治病之道，必以脾土为本，以土为万物之母，血气所由生也。古人云：一切血证，以胃药收功，为古今明训。况病属内伤，为脾肾之虚损乎？过思多虑，无形之伤脾已深；饮食失节，有形之伤脾不浅，内外两伤，坤元已惫。土不生金而嗽加，脾不长肌而肉削，气不生水而热炽，胃不纳化而泻作，一一皆土德[1]失法天行健[2]之常，以致渐成肿浮之弊，所当未雨而绸缪也。独是培土之法，须分旱潦之土。不热之土，潦土也，以香燥为宜；内热之土，旱土也，以润泽为先，无容混也。辛刚香燥，取快一时，贻祸他日。润泽培养，苦无近功，况病久但期速效，大抵如斯[3]，然古人宁守缓，诚[4]慎之也，诚重之也。今者药既鲜功，莫若即从日用饮食之间，寓调脾和胃之法，此亦药补不如食补，不服药为中医，未始非救脾救胃之良图。而亦甚难矣，知其难而守之恒，明其益而持之力，定必有济，是所望于左右者时时加意焉。不然，虽日进药饵，有何益焉？今将调脾和胃之法开列于后：

脾有喜忌也，从其所喜则安，犯其所忌则病，不可不察也。喜恶有五：喜暖忌寒、喜动忌静、喜快忌郁、喜香忌臭、喜甘忌苦。故一切起居，一切饮食，一切药饵，一切性情，皆宜从其所喜，去其所忌，胜于方药万倍矣。

又有七宁之法，亦去病长生之诀，不可不察也：谓饮食宁另[5]无疐[6]、宁干无湿、宁陈无新（何时希按：久病人勿食时新之品，因能发病）、宁细嚼无囫囵、宁热无冷、宁火化无劳胃化、宁淡泊无浓腻。

何时希按：五喜、五恶、七宁之法，出于何嗣宗所著《何氏虚劳心传》书中，这是虚劳病及一切常病久病，日常生活上最须注意者。

● 【校注】

[1] 土德：五德之一。古以五行相生相克附会王朝命运，谓土胜者为得土德。此处指脾胃功能正常。

[2] 天行健：天（自然）的运动刚强劲健。语出《易·乾》："天行健，君子以自强不息。"

[3] 如斯：如此，像这样。语出《论语·子罕》："子在川上曰：逝者如斯夫！不舍昼夜。"

[4] 诚：实在；的确。

[5] 另：分开。

[6] 疐（dǔn 吨）：整；整数。

● 【评析】

蒋太太二诊，证情基本同一诊，病属内伤，脾虚已久，再加饮食失节，药物治疗，苦无近功，莫若从日用饮食之间，寓调脾和胃之法，此亦药补不如食补。如何调养，颇有讲究，何嗣宗提出五喜、五恶、七宁之法，因脾有喜恶，从其所喜则安康，犯其所恶则病生。这些思想，不仅可指导日常生活起居，养生保健，亦是治疗处方用药所不可忽视的。

12. 蒋老先生病案

（养胃补脾，不刚不燥法）

● 【原文】

人生先天之本在肾，后天之本在脾，斯二者养生之首务也。培本孰先？水亏火盛，补肾为先；热炽阴消，补脾为先，此治病之大要也。况肾中自有水火，脾土须分阴阳，何容混也！热邪盛，火内燔者，宜补肾之水，不宜益肾之火。胃气热，脾土燥者，宜生胃之汁，养脾之阴，不宜健脾之阳，以燥胃之阴。此尤用药之权衡，辨之不可不悉也。今老先生病由于火上盛，水下亏，阳内亢，阴内消所致，其当养阴生胃汁，滋肾水，此尤彰彰者矣。顾（何时希按：但字之义）或曰：是疢[1]也，能食而不能运也，请速化之健之。噫，是何言也！夫易首乾健[2]，经贵扶阳，夫岂不知？兹何以能食也而不能长肌肤，以胃有热，故不运也；而何以易饥，以肠有毒，故热而燥也，毒未去而温之，是益疢也，可乎？彼欲健必先燥，一旦热极而肛出难守，痛苦难胜，其咎谁任？人生天真之气，全在胃口，胃中津液不足便是虚，生津生液，即是补虚，岂健燥之所宜哉？且旧热未去，而投以刚药，则新热随生，二热相并，狼狈为累，是以病难去体也。迄今秋深金爽，寒凉飔[3]起，而热自消，甘寒进而火渐退，本也。然浅者可退，深者不能遽[4]退。兹九窍不和者，肺金之气，为胃热所消烁，而失其降下之令也；寤不安，胃中津枯，不能荣其神也，夫如是，尚可用健燥乎？如以脾之不运为积湿，惟燥是图，是但知潦土之不能生物，而不知旱土之不能生苗也。试观颠顶之间，惟风可致，惟火可升，今头痛如斯，非火乎？胃主九窍，其华在面，其络在口。今口紧目迷，耳胀唇燥，舌涩时红，非胃热而肺燥乎？胃热则津涸，而谁营其魂，故致夜寐不安，非火乎？肺与大肠相为表里，今觉肛烙热而时坠，非火乎？胃有热则善饥，今食进肉削，非火乎？火胜则肿，热胜则胀，今时胀时止，非火乎？即此数端，火热彰矣，坤土有刚而无柔，但燥而不湿。然是土也，为燔灼之燥土，而非膏沐之泽土矣，既无血液之养，反为刚燥致枯，而欲望时物生长，难乎不难？乘时灌溉，无容后也。今脉有胃气，时适新凉，急宜迎机而导引北方之水，润枯泽槁，进甘寒之品，益血生津，犹惧不遑[5]，而可将健燥之药以抱薪救火乎？意者因未达积热之宜清，故反疑甘寒之少益。凡病当初时之热为实热，宜治以清；病当久后之热为虚热，宜治以甘寒，盖甘寒能清大热也。又佐以人参，则津液易生，《内经》治病之旨，本如是也。仆[6]进此言，勿惑勿疑。养之而不燥，补之而不刚，气以培而热不炽，血以养而火不烈，当勿药有喜[7]矣。岂可以一吐致惊，一泻骤躁，附子进而大肠益热，肛门燥而痛苦难忍，此病痛之淹缠[8]，皆由调治之不当耳，而今后毋再误矣。又赖先生禀素寡欲，病在腑不在脏，可望图安。譬如旱田之侧，尚有泉源可汲而灌之也。独是养阴非易易[9]也，而可急切求效乎？当辨之明，守之同，频施灌溉之功，时深滋养之力，日使脾阴足，胃液生，上焦之火内清，肠中之毒下解，土膏[10]苗发，血液冲和[11]，则食自化而不胀，水自举而渐安矣。

【校注】

[1] 疚（jiù 旧）：久病。

[2] 乾健：谓天德刚健。语出《易·乾》："天行健，君子以自强不息。"

[3] 飑（biāo 标）：同"飙"，暴风。

[4] 遽（jù 剧）：立刻，马上。

[5] 不遑（huáng 黄）：没有时间。

[6] 仆：旧谦称"我"。

[7] 勿药有喜：祝贺人病愈，恢复健康的祝福语。语出《易·无妄》。

[8] 淹缠：缠绵，纠缠。

[9] 易易：非常容易。

［10］膏：肥沃。

［11］冲和：平和。

● 【评析】

蒋老先生患病已久，并经前医诊治，曾用吐法、泻法，用附子温阳等治疗，然病未去，从描述看，患者症见善饥、体瘦、夜寐不安、头痛、口紧目迷、耳胀唇燥、肛烙热而时坠、舌涩时红等。何嗣宗辨证分析认为证属阴虚内热，即肾水不足，脾胃阴亏，虚火内盛，宜治以甘寒，佐以人参，以清热生津，益肾健脾。但前医误治，使阴液更伤，内火日盛，病痛淹缠不愈。今当如何治疗？何嗣宗提出脾肾为人体之二本，培本孰先？他认为水亏火盛，补肾为先；热炽阴消，补脾为先。今病人胃火旺，故善饥、体瘦、头痛、耳胀、肛热，治当祛热毒，养胃阴，使脾阴足，胃液生，上焦之火内清，肠中之毒下解，血液冲和，则食自化而不胀，水自举而渐安矣。

13. 缪鼎元^[1]病案

（补心益脾法）

● 【原文】

老先生声清神朗，气色和润，知得天素厚，福泽之征也。然肾脉颇弱，得子颇迟，此其故非肾气之早衰，由心神之多费。《经》不云乎："肾藏志^[2]"，"心藏神^[3]"，矜持甚而肾已惫，用志太专也；筹运^[4]曲而心气惫，劳神太过也，岂必男女有形之事为然哉？试观离象之中虚，益知肾水之生，不生于肾而生于心，明矣。观精字之从米，益知肾精之旺，不旺于肾而旺予脾，明矣。补阳云乎哉，强肾云乎哉。欲心肾之交，宜男之易，非宁神定志不可，非补心益脾不可。于万不矜持之中，稍加以省神清心之法，庶几本固源澄。又济以不刚、不燥、不烈之药饵，益神、益志、益精之品味，务使心肾交，中气强，精气神相生相养，则身日康而余可徐图矣。

● 【评析】

缪老先生一案，证属肾虚，其病因乃由劳心费神太过所致。何嗣宗从《易经》卦象理论得出补肾在于补心；从肾精之"精"字的构成得出欲使肾精旺，在于补脾。因此，本证的治疗取宁神清心、补心益脾法，选药以"不刚、不燥、不烈，益神、益志、益精"之品为佳。

14. 童姓少年病案
（养心节欲法）

● 【原文】

少年而脉已衰，知精神之不足，其由定因色欲之太繁，用心之太过，心肾不交，神少内守。当无事之日，尚可支持也，如一遇风雨之飘摇，将如之何哉？察微[1]知机[2]，莫善于养心寡欲。夫操觚[3]从事，不用心固不可，然寡欲尚可勉也。古人云：上士异房，中士异床，下士异被。愿老兄早为留意焉。

● 【校注】

［1］察微：明察细微。

［2］知机：预知事情萌发的细微征兆。

［3］操觚（gū 姑）：写文章。觚，古代用来书写的木简。

● 【评析】

童某虽年少，但已脉衰肾亏，精神不振，其病因当是房事频繁，劳心太过，以至心肾不交，神不内守。何嗣宗认为治疗当从改变生活方式入手，养心寡欲，尤其是寡欲乃为上策。

15. 长洲陆孝廉[1]元公病案
（补肾阴、降心火法）

● 【原文】

病经数载，时安时发，总以情志不舒故也。今岁发作，较甚于前，以甲午（康熙五十三年，1714）少阴君火之岁，六月亢旱[2]之季，乃复谋虑[3]不决，情志不安，病之所以加剧也。兹喜脉不数，色有神，胃尚和，犹易于安愈[4]，万勿介介[5]，致令情志愈伤。至于图治之道，须潇洒襟怀，置一切俗务于度外，务使志和意乐，则根本易固矣。然后补肾阴，降心火，俾心肾相交，则梦滑吐血，自可渐除焉。

● 【校注】

[1] 孝廉：明清时期对举人的雅称。

[2] 亢旱：大旱。

[3] 谋虑：对事情的计划考虑。

[4] 安愈：康复，痊愈。

[5] 介介：有所感触而不能忘记。

● 【评析】

陆先生患吐血梦遗已有数年，今年复作，较前为甚，与劳神太过、情志不舒有关。然刻下胃尚和，色有神，脉不数，故此病尚能安愈。治疗从二方面入手：一是需舒缓情志，使志和意乐；二是药物治疗，取补肾阴，降心火法，俾心肾相交，则诸症可除。

二、外感

初诊：

中焦气阻，微感外风，脘次[1]不舒，时或作呕，畏风微热。肝胃不和，肺亦不达。脉右涩。拟用和解。

制小朴[2]一钱　黑山栀一钱半　姜汁炒竹茹八分　法半夏一钱半　枳壳一钱半　全福花[3]七分　象贝三钱　炒蒌皮[4]三钱　橘红八分　薄荷七分赤苓二钱　生姜三片

甘蔗汁一杯冲服

二诊：

外邪已解，中焦已清。脘次不舒，舌干而黑，津液亦耗。拟通阳明。

麦冬三钱　全瓜蒌四钱　当归三钱　麻仁三钱　知母二钱　炒枳壳一钱杏仁三钱　鲜石斛六钱　陈皮一钱　焦谷芽三钱　青麟丸[5]一钱

甘蔗汁一杯冲

● 【校注】

[1]次：书面语，指中间。

[2]小朴：即厚朴。

[3]全福花：即旋覆花。

[4]蒌皮：即瓜蒌皮。

[5]青麟丸：即九制大黄丸。大黄用黄酒拌，于铜罐中密闭，隔水加热，蒸三昼夜后出罐晒干，为细末，炼蜜为小丸。有祛湿热、消滞通便的作用。

● 【评析】

初诊病案句首说"中焦气阻，微感外风"，可见此患者素有脾胃病证，其二诊病证表现亦可佐证，此番外感风邪虽不重，但可使原有病情症状明显或加重，而致肝胃不和，如症见胃脘不适、恶心呕吐。因新感外邪，故有恶风、发热等表证症状。右脉涩，示肺气失宣，当有咳嗽、咳痰等症。治用和解法，即治疗兼顾多方面，且选药较平和，多采用相反相成配伍。此方中疏风利肺解表与理气和胃治里兼顾，薄荷配生姜是发表主药，然一凉一温；竹茹配半夏是和胃止呕主药，亦是一寒一温。

大凡有宿疾之人，新感解后，尚需再治旧病，本案病人素体阳气较旺，易生内热而耗津液，故二诊症见舌干而黑，胃气虽安，但肠腑不通，当有大便秘结，故方中既清热养阴，又利气通便。

● 【原文】

风邪化热，归于阳明，深及脉络。齿龈发浮，左足不便，阳明长百络也。脉略数，左弦。拟用升散，佐以清络。

炙升麻四分　煨石膏四钱　秦艽一钱半　酒炒当归一钱半　广橘红八分　山栀一钱半　宣木瓜一钱半　川牛膝一钱半　赤苓三钱　川斛三钱　忍冬花四钱

● 【评析】

本案患者的主症当是腿脚活动不利，从齿龈浮、脉数而弦可知，证属阳明里热，且由外感风邪化热所致，故以辛寒升散祛风与苦寒沉降清热同用，方中石膏配山栀即为代表，升麻与牛膝，一升一降是为辅佐。

● 【原文】

身热无汗，神昏，舌红齿燥，势将发疹。惟阴伤，恐其不能外达耳。散而兼清。

鲜生地八钱　山栀一钱半　知母二钱　羚羊角一钱半　葛根一钱半　大力

子[1]三钱　生石膏六钱　杏仁三钱　黄芩一钱半　橘红一钱　芦根一两

● 【校注】

[1]大力子：即牛蒡子。

● 【评析】

　　外感初起即见发热、神昏、舌红齿燥，提示病邪来势猛，发展迅速，将由气分入血分，正气有损伤，治当扶正达邪。方中重用鲜生地，是为一举两得，即养阴津，又清热凉血。发疹与肺密切相关，故用杏仁、黄芩、牛蒡子、橘红等利肺清肺药。羚羊角亦可清肺肝，此在何嗣宗《何氏药性赋》中有述。葛根是解表、透疹要药，与宣肺药同用更可增效。

● 【原文】

　　头重眩晕，冷汗大出，手足厥逆，脉来虚细，右手尤觉微渺[1]。病淹[2]八九月，小便不利。总属夏月辛苦之故。作暑厥治。

　　先服地浆水。

　　洋参　麦冬　五味　醋炒半夏　丹皮　丝瓜络　环粟

　　何时希按：环粟，待考。

● 【校注】

[1]微渺：微小。

[2]淹：久，时间长。

● 【评析】

　　厥证有虚寒、实热之分，本案暑厥当属实热，但暑邪易耗气伤津，故脉来虚细。病人冷汗大出，手足厥逆，极易阴损及阳，病情转危，故急当扶正，方以生脉散益气养阴、敛汗。环粟当为粟米，何嗣宗在《何氏药性赋》中说粟米能补血除热，养肾益气。

● 【原文】

耳聋身热，旬日未凉，时或言语蒙混，胃闷纳少。脉弦数而软，舌苔干腻。防发白痦[1]，非轻症。姑拟清泄法，以候明裁。

羚羊片二钱　冬桑叶二钱　丹皮一钱半　真川贝（去心）二钱　元参二钱山栀二钱　鲜石斛三钱　连翘心二钱　硃茯苓二钱　川郁金（切）一钱　炒蒌仁三钱　竹叶廿片　灯心一扎

● 【校注】

[1] 白痦：病名。指皮肤上发生的白色水泡。又名晶痦、白疹。由于湿热之邪郁于肌表，不能透泄而发。治宜清热除湿宣透。

● 【评析】

外感温热病，湿热留恋不去，易发白痦，病属气分少阳病，故见耳聋，往来寒热旬日不解，正气略有不足，故脉现弦数而软，舌苔干腻。治用清泄法，方中用诸多清肝、泄热、祛湿等药，虽以祛邪为主，但不忘扶助正气，如玄参（元参）、鲜石斛滋阴生津。

● 【原文】

初诊：

手足逆冷，发热神迷，舌上白腻，六脉缓大。前医或作痧治，或作风寒治，或作伤食治，皆不效，病反增剧，延予诊治。予曰：湿温也，天之暑热一动，地之湿浊自腾，人在气交之中，正气设或有隙，则邪从口鼻吸入，自上延下，弥漫三焦。故不饥不便，发热神迷，头痛肢冷，舌白，脉大也。湿温者，乃无形无质[1]之邪，攻之表之，皆属无效。

　　　　　　　　　　　　　　　　　　　何嗣宗医著二种校评

苍术　知母　寒水石　滑石　通草　厚朴　大豆卷　鹅不食草　藿香露[2]　石菖蒲　白蔻

二诊：

《内经》曰："因于湿，首如裹[3]。"今头痛如蒙，胃腑未和，不饥不便，舌上有苔。虽神清热罢，湿邪未楚也。仲景有湿邪忌表之例，议用芳香理脾，淡渗分清。

广藿　茅术[4]　防己　新会[5]　佩兰　谷芽　豆卷　苡仁　赤苓　滑石　白蔻

● 【校注】

[1] 质：形体。

[2] 藿香露：唇形科植物藿香的茎叶蒸馏所得的芳香液体。辛，微温，无毒。有清暑、正气之功。治暑湿气滞，胸闷呕恶。

[3] 因于湿，首如裹：语出《素问·生气通天论》。

[4] 茅术：即苍术，菊科植物南苍术的根茎。江苏茅山地区是苍术道地药材的产区，故有"茅术"之称。辛苦，温。入脾、胃经。功能健脾、燥湿、解郁、辟秽。主治湿盛困脾，倦怠嗜卧，脘痞腹胀，食欲不振，呕吐，泄泻，痢疾，疟疾，痰饮，水肿，时气感冒，风寒湿痹，足痿，夜盲。

[5] 新会：指新会陈皮。

● 【评析】

湿邪致病多缠绵难愈，更何况湿与热结，病尤复杂，故使某些医家误诊误治，延误病情，而出现发热神迷、头痛肢冷、不饥不便、舌上白腻、六脉缓大等症。何嗣宗认为此乃湿热弥漫三焦，不可攻下，且病非初起，亦不可发表，只宜清利湿热。因苔白腻，提示湿重于热，故用药不可过于寒凉，当宜温化，如苍术、厚朴、藿香、石菖蒲、白蔻仁等。待热去神清，而湿邪未尽，则再以芳香化湿、健脾淡渗法善后。

【原文】

冬温不得宣化，以致风毒郁蒸化火，身热耳聋，谵语，脉象弦数，舌红无液。症恙非轻，不易治也。姑以救阴降火泄肺一法，以候明裁。

羚羊片一钱半　鲜生地五钱　连翘心二钱　鲜石斛三钱　淡黄芩一钱半牛蒡二钱　杏仁三钱　炒全瓜蒌二钱　灯心全扎

【评析】

冬温为病，病邪不得宣发，郁而化热，热毒尤盛，故见发热、谵语；气阴亦亏，故见耳聋、舌干；正虚邪实，故曰不易治。然据辨证，总以扶正祛邪为则，滋阴清热为法，羚羊角、鲜生地、连翘心、鲜石斛、灯心等是常用的药物。

【原文】

湿邪化热，神智不清，咳痰气促，脉象浮数，沉按少神。势已内陷，恐难图治。勉拟清泄法，以候高裁。

羚羊片一钱　炙桑白皮　川贝母（去心）二钱　淡子芩一钱半　连翘二钱黑山栀二钱　杏仁二钱　云苓二钱　甘草四分　灯心全吉

何时希按：全吉，即上一案的"全扎"，有时写作"全吉"，旧社会有此风俗。

【评析】

本案病人湿热痰浊壅阻于肺，肺气上逆，而咳痰气促；心阳为之不振，致神昏不清，脉微弱无神，故预后不良。权宜清泄法，方以清肺化痰为主，此乃治本之法。

【原文】

初诊：

身热无汗，热势不壮，咳呛已减，胸闷纳少，舌干白散纹。证属冬温，邪归阳明，兼入少阳，体虚恐其内陷。散而兼清。

葛根一钱半　羚羊片一钱半　炒枳壳一钱半　淡黄芩一钱半　赤苓三钱　橘红七分　生石膏五钱　黑山栀一钱半　光杏仁三钱　芦根一两　薄荷七分

换方：
加麦冬二钱　鲜石斛五钱　知母二钱
去枳壳

● 【评析】

患者发热无汗，然热势较轻，咳嗽气逆已较前减轻，显然本证已不是外感病早期。时值冬令，虽初感寒邪，但现已化热入里，从临床表现看，又兼胸闷纳少，是邪犯阳明、少阳之象，里热稽留，易伤津液，故舌干白散纹。当下首重清阳明、少阳之邪热，方中用羚羊角、黄芩、石膏、山栀即是。然何嗣宗祛热妙在清中有散，故用葛根、薄荷，尤其是病在肺脏，清轻升散利于肺气的宣达。因病人有阴伤，故重用芦根，以生津益胃，并可降火。二诊则更加重滋阴养正之品，以善其后。

● 【原文】

寒热有汗，舌白而腻，咳呛有痰，微觉胁痛。证属冬温。暂拟疏发。
薄荷八分　枳壳一钱半　象贝二钱　橘红一钱　防风一钱半　蜜炙桑皮二钱　杏仁二钱　全福[1]一钱半　赤苓三钱　葛根一钱半　建曲三钱
冲生萝卜汁一小杯。

● 【校注】

[1] 全福：指全福花，即旋覆花。

● 【评析】

此案与上案有同，均属冬温，但本证发热有汗，咳而有痰，舌白而腻，证属湿热稽留，肺失清肃。湿痰盛者，不宜过用寒凉，故拟疏发，清肺化痰为要。

● 【原文】

初诊：

身热无汗，咳呛痰多，左胁掣痛[1]，痰中见血。证属冬温，脉浮而弦。恐其气升，暂拟宣理。

旋覆花一钱半　鲜生地五钱　广橘红一钱　炒蒌皮三钱　炙紫菀二钱　光杏仁三钱　炒枳壳一钱　薄荷七分

甘蔗汁冲沉香末四分。

二诊：

上焦所感之风邪，尚未尽也，而下焦阴液已亏。姑遵经义上感下虚之类治之。

杏仁　紫菀　茯苓　灵磁石　钩藤[2]　象贝　玉竹　枸杞　苏子　半夏炒怀[3]膝

加苇茎[4]。

● 【校注】

[1] 掣痛：指疼痛伴有拉拽感。

[2] 钩藤：原为"钩屯"。

[3] 怀：原为"淮"，疑误。

[4] 苇茎：为禾本科植物芦苇的嫩茎。甘，寒，无毒。入心、肺经。清肺解毒，止咳排脓。主治肺痈吐脓，肺热咳嗽，痈疽。

● 【评析】

本证亦为冬温，然症见胁痛，痰中带血，脉浮而弦，是为肝旺气逆，有木火刑金之嫌，治取宣理，即宣发利肺，理气和肝。方中用薄荷，何嗣宗《何氏药性赋》认为其可搜肝抑肺，即有疏利肝肺气的作用。二诊除清余邪外，又顾及滋阴扶正。

● 【原文】

阴虚质体，缘感温邪，发热，汗出过多，阴液愈亏。脉象数急，舌绛而干，神气似清似浊，二便失调。证在危途，暂拟育阴。

复脉汤

● 【评析】

患者因感受温邪，损伤阴液，再加发热，汗出过多，则阴液更伤，而里热尤盛，热入血分，热扰神明，故见神志欠清，舌绛而干。此乃正虚邪实，故云病在危途，脉象数急，提示心之阴阳受损，治以复脉汤，是以扶正为先，待病证转危为安，再议清热祛邪。

● 【原文】

始先寒热，头痛胸闷，二日后忽然舌喑[1]神昏，目泛口撮[2]，手足牵强，脉细数。证属危险，最防闭脱。

香薷一钱　川连二钱　益元散三钱　光杏仁三钱　广郁金一钱　川贝母一钱　钩藤三钱　黑山栀二钱　羚羊角一钱

加鲜石菖蒲半杯，竹沥三匙，姜汁二匙。

● 【校注】

[1]喑：哑，不能说话。

[2]口撮：上下口唇紧聚之形。常见于小儿脐风或成人破伤风。

● 【评析】

此患者感受外邪后，病势发展迅速，热盛动风，有逆传心包之象；脉细数，示正气有不足，要防实邪内闭，阳气外脱，因此本证总属危证。方中用羚羊角、钩藤、黄连、山栀清热镇痉；用贝母、竹沥、杏仁化痰通络；香薷、益元散有祛暑热作用，故此案发生在夏季为多。暑邪易伤津耗气，易致闭脱证，故养心开窍常可合用。方中石菖蒲，《何氏药性赋》说有开心明耳目、除风、补肝益心的作用。本证属热，但方中用温性的姜汁为何？何嗣宗认为生姜可发表、宣肺、畅胃、行阳分。可见在头痛、胸闷的闭证中，需要宣散、通达气机。

● 【原文】

久发寒热，势甚壮，近兼咳痰，胁痛气逆，宿痞时升，肌削多汗，脉数，左略弦。病久必虚，恐其喘急，骤见脱象。

生绵芪一钱半　党参一钱半　煅牡蛎四钱　焦冬术[1]一钱　全福花一钱半　橘红八分　麦冬二钱　酒炒归身一钱半　炒怀牛膝一钱半　杏霜三钱　云苓三钱　沉香片四分

何时希按：此是《内经》"甘温能除大热"法。

● 【校注】

[1] 冬术：即白术。

● 【评析】

此病证邪气久稽，寒热不止，久病伤正，症见咳痰、胁痛气逆、痞满多汗、肌削瘦弱、脉弦数，此乃肝、脾、肺三脏同病，若再久延，则可见肾虚脱象。脾为后天之本，何嗣宗《虚劳心传》培脾土是治虚三大要之一，本方即重在健脾益气，培土还可生金。又仲景《金匮要略》云："见肝之病，知肝传脾，当先实脾。"看来治从健脾是当务之急。

● 【原文】

痰哮有根，发时咳呛，甚至失血。肺虚则风寒易感，脉涩。暂拟疏降。

苏子三钱　象贝三钱　炒枳壳一钱半　炒蒌仁三钱　炙桑皮二钱　薄荷七分　杏仁三钱　法半夏二钱　前胡一钱半　羌活一钱半　橘红八分　防风一钱半　生姜二片

生萝卜一段（打汁一小杯，冲服）

● 【评析】

病人素有咳喘，痰浊内蕴，甚则咯血，肺气有损，此等病人极易感受外邪，一旦新感，可引动伏邪。本证尚属初起，故急与疏风散寒，化痰降气，以防外邪入里，加重病情。

● 【原文】

咳痰喘急，上不降则下不纳，时或气升。右脉浮大而濡，左略见虚。兹拟清金滋水。

海浮石一钱半　炒熟地六钱　生绵芪三钱　五味子五分　西洋参一钱半麦冬二钱　橘红一钱　干百合二钱　牡蛎四钱　云茯神三钱　怀牛膝三钱

冲入沉香汁三分。

● 【评析】

本案亦属素有宿疾，新感引发加重的证候。本证肺肾同病，肺有邪而气上逆，肾阴虚而不纳气，故治以清金滋水，用麦冬、百合、地黄、五味子等药；同时亦需化痰降气，用海浮石、橘红、沉香等药。沉香不仅是下气佳药，还可入肾暖精，入脾调中，合黄芪、洋参，共奏培土生金之功。

三、鼓疾

● 【原文】

初诊：

雀目[1]多变，鼓胀[2]。肝血虚则木强侮土，土失运化，湿热壅遏而成胀。右脉沉滑。宜用大针沙丸[3]。药未备，且进汤方。

生地　归身　白芍　川芎　生白术　炒枳壳　麦冬　姜皮

二诊：

雀目少愈，膨胀未消。肝脾久伤，岂能速愈。右脉滑大略和，脾阴未复也。拟地黄汤加减。

生地　白芍　苓皮　丹皮　怀药[4]　泽泻　麦冬　於术[5]　归身　砂壳[6]

三诊：

脉大稍柔。用八物汤滋肝补脾，以宽其胀。

生地　归身　白芍　川芎　於术　参须　云苓　砂仁　川连　车前　神曲

● 【校注】

[1]雀目：病证名。指夜间视物不清的一类病证。

[2]鼓胀：病证名，最早见于《内经》。系指肝病日久，肝脾肾功能失调，气滞、血瘀、水停于腹中所导致的以腹胀大如鼓、皮色苍黄、脉络暴露为主要临床表现的一种病证。

[3]大针沙丸：出自《三因极一病证方论》。又名禹余粮石丸。方由蛇黄、禹余粮、针砂组成。针沙，当为针砂，出《本草拾遗》，又名钢砂，为制钢针时磨下的细屑，有补血、除湿、利水、散结的功效，火煅醋淬后入丸、散用。

[4]怀药：当指怀山药。

[5] 於术：即白术。临安於潜一带所产为其道地药材，故有於术之称。

[6] 砂壳：砂仁的果壳。功用与砂仁同，而较为平和。

● 【评析】

鼓胀一证，病在肝木，多犯脾土，肝乏疏泄，脾失运化，由此导致气滞血瘀，水湿内积，故见腹臌且胀，脉沉滑。肝开窍于目，肝血虚，则目睛失养而视物不清。治当养肝运脾，理气活血，通利水气。方以四物汤加味，四物汤养肝活血；白术既可健脾，又可渗湿祛水，合用姜皮，则去水力增。二诊证情虽有改善，但鼓胀属久病顽证，还当守方长治。三诊用八珍汤之义，同前二方相比，加入参须，增强了健脾之力，以图缓治。可见，何嗣宗治鼓胀重在治本，不妄用峻药逐水，结合临床确实如此，峻药逐水图一时之快，不仅水饮不能根除，反伤正气，于病不利。

● 【原文】

脾肾阳衰，火不化土。腹胀作肿，肌削色黄，虚鼓已成。脉形濡涩，甚不易治。参《金匮》肾气法。

砂仁熟地五钱　炒车前三钱　云苓三钱　炒怀药二钱　炒牛膝二钱　新会皮一钱　上安桂[1]四分　制香附二钱　泽泻二钱　制附子五分　冬瓜皮三钱　山萸肉二钱

● 【校注】

[1] 安桂：越南进口的肉桂。

● 【评析】

鼓胀日久，必伤肾气，脾肾阳虚，则水气泛滥，此正虚邪实，故甚不易治。用《金匮》肾气丸法，以脾肾双补，兼祛水饮。

【原文】

去冬疟后，尚未复原，渐致胀满，囊[1]足俱肿，咳逆痰气上升，二便不畅。脾土本虚，肺气壅滞，高原之水不除，胸腹发瘰，此属虚痞，非实邪也。脉形濡细，大势非轻。姑拟温通，病久难期速效。

炒冬术二钱　甘遂一钱　生绵芪三钱　槟榔一钱半　车前子三钱　广橘红一钱半　葶苈一钱半　羌活一钱半　制川朴一钱　干姜五分　黑丑子一钱半　胡芦巴八分　桂枝五分　泽泻二钱

● 【校注】

[1] 囊：指阴囊。

● 【评析】

本案病情较复杂，鼓胀又兼肺气壅滞，症见咳痰气逆，二便不畅。肺通调水道，为水之上源，又肺与大肠相表里，今肺气不利，故二便不畅，更使水气无出路而内停，而致阴囊、下肢俱肿。肺脾俱病，尤肺气壅滞，二便不通，急当通利，方用甘遂、车前子、葶苈子、黑丑子、槟榔、泽泻、胡芦巴等通利逐水，合以桂枝、干姜温阳化气而利于祛水，是谓温通法。久病体虚，故用黄芪、白术健脾益气，且可利水。

● 【原文】

腹胀略减，按之作痛，肌削络热，脉形见数。肝脾内伤，恐其成鼓。

泽泻一钱半　姜汁炒川连四分　炒归尾一钱半　炒柴胡七分　淡吴萸三分　炒枳壳一钱　煨木香八分　制香附三钱　炒车前三钱　甘遂一钱　炒川芎一钱半　黑丑子一钱半　佛手干八分

● 【评析】

本案虽言"恐其成鼓"，但从组方看，亦属治鼓胀之义，集疏肝理气、活血化瘀、利水逐饮、护脾和胃等法于一方，并以祛邪逐饮为主，推测患者虽肝脾内伤，但虚象不重。

● 【原文】

宿痞作胀，腹大而坚，大便不畅，痛势已减，脉来弦细，证属单腹鼓。肝脾并调，佐以通利。

党参　香附　车前　於术　木香　泽泻　安桂　甘遂　生军　当归　黑丑　川椒目

● 【评析】

患者腹大而坚，可知鼓胀尤甚，病人痛势已减，可知先前疼痛较重，从疼痛伴有腹水看，病似为恶性肿瘤，正虚邪实，治当兼顾，徒去水无益。方中用党参配香附，健脾益气，疏肝理气，於术、木香辅佐，是为肝脾并调；车前、泽泻、黑丑、川椒目均为利水之品；因大便不畅，故用生军、甘遂攻下逐饮；桂枝、当归活血行水，桂枝更可通阳化气以助利水。

● 【原文】

疟久不止，肝脾内伤，痞痛腹臌，渐致肌削，近兼胁痛，下血，脉来弦细。恐其成鼓。

炒冬术二钱　广木香八分　小青皮一钱　淡吴萸三分　荆芥炭一钱半　泽泻二钱　炒柴胡七分　焦白芍一钱半　山楂炭二钱　茯苓三钱　冬瓜子三钱　佛手八分

● 【评析】

本案病情亦属复杂难治证候，正虚邪实，峻攻不可，只能缓图。组方亦反映了肝脾同治，佐以通利，因有下血，故用荆芥炭、山楂炭止血消瘀。

【原文】

前年曾患腹臌胀证，误用升提开窍之法，致脐窍渐长，高突如碗，色紫而痛。夫脐为胞带之根，今胀大如许，则肝肾之液皆聚于此，断不能消退。考诸方书，不载此症，用方亦无从措手。姑拟数味，以副远来之意而已。

熟地　萸肉　枸杞　怀药　肉桂　怀膝　炙五昧　煅牡蛎　茯苓

加坎炁[1]。

【校注】

[1] 坎炁（qì 器）：脐带的别称。甘咸，温。归心、肺、肾经。功能益肾，纳气。主肾虚喘咳，虚劳羸弱，气血不足。

【评析】

本证病势尤重，邪气内盛，然肝脾肾俱亏，预后不良，只能扶助肾气，兼顾脾气，拖延生命而已。

【原文】

劳伤气滞，肝脾郁结。腹臌如釜，肌削，脉形弦细。大势深重，不易治也。

炒川连　草郁金　炒山栀　制川朴　大腹皮　新会皮　赤苓　青皮　炒麦芽　焦曲

【评析】

本案亦为鼓胀重证，故谓不易治。治疗仍遵肝脾同治，本方重在运脾消食，利水力量较弱，可能患者食积郁热较重。

【原文】

初诊：

疟后结痞，肝脾内伤，素体劳乏，统藏失职。呕血下血，以致腹胀，而时或作痛，纳少不甘，脉促数略弦。邪亢气阻，先拟疏通。

炒於术三钱　酒炒归尾三钱　制香附三钱　制军一钱半　车前三钱　小青皮一钱　上安桂四分　赤苓三钱　黑丑子二钱　甘遂三钱　大戟四分　泽泻三钱　炒川芎一钱　佛手五分

二诊：

呕血下血，脾不能统，肝不能藏，中阳虚而木邪亢。宿痞作胀，渐致腹满，恐成血鼓[1]。脉促而弦，难期速效。

制於术二钱　上安桂四分　制附子三分　山萸肉二钱　制香附三钱　炒牛膝一钱半　大熟地四钱　车前三钱　泽泻三钱　山药二钱　木香五分　茯苓三钱　椒目四分　冬瓜子三钱

【校注】

[1] 血鼓：病证名。亦称蓄血鼓、单腹胀。鼓胀之一。临床表现主要为吐血、衄血、便血或身发瘀斑，腹内可摸到肿块，并逐渐增大。本证可见于门脉性肝硬化，血吸虫性肝硬化，及某些腹腔内肿瘤并发腹水等病证。

【评析】

患者肝脾内伤，气滞血瘀，水气内停，且瘀阻致血不循经而外溢，故见腹胀时痛，呕血便血。虽有正虚，但邪气亢实，先拟疏通治标，如制大黄、车前、黑丑、甘遂、大戟、泽泻、赤苓之类，兼以和理肝脾，如於术、当归、香附之品。二诊则以治本为主，温阳健脾，滋补肝肾，方以金匮肾气丸加味，兼以疏通，如车前、泽泻、川椒目、冬瓜子等药。显然祛邪为主时用药较猛，而扶正为主时，即使祛邪，亦力量较弱。如茯苓这味药，有健脾渗湿作用，何嗣宗《何氏药性赋》认为赤茯苓导水、白茯苓和中，故一诊用赤，二诊用白，其用意偏胜可明也。

四、肿胀

● 【原文】

脾肾阳衰，火不化土，而患肿胀。春令感风，肿势加剧，头面为甚，连囊及足，脉形濡细。证颇棘手。

生冬术一钱　炒车前三钱　新会皮一钱　细桂枝三分　桑白皮一钱半　泽泻二钱　尖槟榔一钱　炒牛膝一钱　赤苓三钱　冬瓜皮三钱　羌活一钱　地肤子二钱

● 【评析】

肿胀一证即水肿证，脾肾阳虚则水气泛滥，春令感受风邪，则水肿加剧，似属《金匮要略》所说之风水。风水与肺相关，风邪犯肺，肺气失宣，不能通调水道，水湿潴留于上，故头面浮肿为甚。然本证并非单纯风水，原有水肿宿疾，故云症颇棘手难治，从组方看，当以健脾、利肺、祛水为法，是暂取治标，尤祛风水之邪，至于长久之治，再从后议。

● 【原文】

尝读景岳曰："水肿乃肺、脾、肾三脏之病[1]"。盖水为至阴，故其本在肾；水化于气，故其标在肺；水惟畏土，故其制在脾。肺虚则气不化精而化水，脾虚则土不制水而水泛，肾虚则水不为主而妄行。以致肌肉浮肿，气息喘急。病标上及肺脾，病本皆归于肾。盖肾为胃关，关不利故聚水而不能出也。膀胱之精，由气化而出，气者阳也，阳旺则气化而水即为精，阳衰则气不化而精即为水，水不能化，因气之虚，岂非阴中无阳乎。故治肿者必先治水，治水者必先治气，若气不能化，水道所以不通。先天元气亏于下，则后天胃气失其本，由肺及脾，治节不行。此下为胕[2]肿腹胀，上为喘急不得卧，而标本俱

　　　　　　　　　　　　　　　何嗣宗医著二种校评

病也。惟下焦之真气得行，始能水化，真火得位，始能分清。必峻补命门，使气复其元，则诸脏皆安矣。

熟地　山药　泽泻　牛膝　车前　丹皮　萸肉　附子　肉桂　沉香　茯苓

愚按：熟地、山药、丹皮以养阴中之真水；萸肉、桂、附以化阴中之阳气；茯苓、泽泻、车前、牛膝以利阴中之津，能使气化于精，即所以治肺也；补火生土，即所以治脾也；壮水利窍，即所以治肾也。高明以为何如？

● 【校注】

〔1〕水肿……之病：语本《景岳全书·肿胀》："凡水肿等证，乃肺、脾、肾三脏相干之病。"

〔2〕胕：同"跗"，指足。

● 【评析】

本段脉案所论，明确提出了水肿证的病机，何嗣宗认为水肿病本于肾，标为肺、脾，而肾气的亏虚是病变的关键，因此培补肾之真气是治疗之本，真阴、真阳复元，则气化于精，肺气为之利而能通调水道；气化阳旺，脾气为之健而能运化水湿，只要肺、脾、肾三脏皆安，则水气自除。病机清析了，治法自明，培补肾阴、肾阳，首推金匮肾气丸，这是治水肿的治本大法。

● 【原文】

肺为阴，金属兑[1]，兑为泽。太阳坎[2]之阳水，而下焦为厥阴之部，气陷不升，水道有阻，渐致肿满，脉来沉数。当降高原[3]以通沟渎[4]，兼泄巽风[5]。

人参一钱　洋参一钱半　柴胡七分　羌活一钱　当归一钱半　大戟一钱甘遂一钱　川柏一钱　车前三钱　泽泻一钱半　橘红一钱半　冬瓜皮三钱

● 【校注】

〔1〕兑：卦名，八卦之一。象征沼泽。古人亦认为兑为西方之卦。

［2］坎：卦名，八卦之一。代表水。

［3］高原：这里指肺。

［4］沟渎：水道。

［5］巽（xùn训）风：东南风。八卦所主八风之一。

● 【评析】

　　本案运用《易经》卦象理论作水肿病的病机分析，甚为中肯。治以利肺、通调水道着手，兼以祛风，此法尤适于治疗风水，症见脉浮、恶风、骨节疼痛，水肿以上半身头面为主。

● 【原文】

　　脾主肌肉，肺主皮毛，风湿外袭，土不能胜，肃令为之不行。遍体作肿，数日不退，此属肤胀。脉弦，左略涩。益气为主，参用温宣。

　　生绵芪三钱　炒当归三钱　细桂枝四分　炒茅术一钱半　炒冬术二钱　赤苓三钱　淡干姜四分　枳壳一钱　防己一钱半　羌活五分　地肤子一钱半　冬瓜子三钱

● 【评析】

　　本证似属《金匮要略》所说之皮水，皮水与脾、肺关系较密切，脾阳虚而运化不良，水饮内停，可见下肢浮肿，按之没指，甚者腹满如鼓；水行皮中，脉亦可见浮，因肺主皮毛，故治疗亦可从宣发汗解。本证即以健脾益气、温宣利水法治之。

● 【原文】

　　脾虚夹湿，腹中不舒；近兼风寒，遍体作肿，脉来浮濡。培土为主，兼治肺与膀胱。

炒茅术一钱半　广橘红一钱半　地肤子一钱半　生绵芪二钱　桑白皮二钱　尖槟榔五分　桂枝四分　冬瓜皮三钱　赤苓三钱　泽泻二钱　枳壳一钱半　车前三钱　淡干姜五分　胡芦巴七分

● 【评析】

　　本案属肺脾同病，而致水饮内停，遍体浮肿，治以健脾为主，兼利肺与膀胱。方中生黄芪配桑白皮，一为健脾行水，一为利肺宣水；合以五苓散利水之义，此乃水肿病的常用治法。

● 【原文】

　　足腹浮肿，六脉沉微。此真火衰而湿浊用事。宜乎通阳分利。

　　茅术一钱半　於术一钱半　附子五分　炮姜五分　半夏一钱半　茯苓三钱　牛膝一钱半　车前子三钱　泽泻一钱半

● 【评析】

　　本证水肿属脾肾阳虚，治用温阳利水，方以真武汤加减，此亦水肿常用之方。

● 【原文】

　　产后失调，气虚营痹。遍体黄肿，脉来濡涩。须避风节饮为要。

　　於术　白芍　炮姜　归身　木香　木瓜　苡仁　茯苓　泽泻　谷芽

● 【评析】

　　本案因产后失调，致营卫不和，脾虚失运，水湿内停，故治以健脾助运、温通气血为要。

● 【原文】

寒湿内滞，遍体浮肿，脉不应指。以分清温解法。

茅术　桂枝　木香　木瓜　川椒目　冬瓜皮　炒车前　赤苓　生姜

● 【评析】

本证水肿似属皮水，以脾虚不运为主，方中茅苍术苦温性燥，辛香发散，外可祛风湿，内可燥脾湿，且以燥湿健脾为强，合以川椒目、冬瓜皮、车前、赤茯苓、生姜等药利水行水；桂枝、木香理气活血，尤其桂枝通阳化气，可使利水效果增强；木瓜和胃化湿，亦为祛脾湿常用。

● 【原文】

湿邪入络，骨痛兼麻肿，六脉洪大。当用疏风湿治之。

生白术　秦艽　五加皮　羚羊　木香　防己　赤苓　苡仁　桑叶

● 【评析】

本证的肿胀表现为局部关节的肿胀，并伴有疼痛、麻木，属风湿病邪侵犯经络、骨节所致，故用疏风祛湿法治疗。

● 【原文】

疟后结痞，肝脾已伤，近因积湿滞气，先肿后胀。土不培木，木反乘土，气阻则水亦不行矣。脉形濡涩。暂拟温通。

制香附三钱　淡干姜五分　新会皮一钱半　制小朴一钱　冬瓜子三钱　泽泻二钱　酒炒归身二钱　炒车前三钱　地肤子三钱　上安桂四分　川牛膝二钱　炒茅术一钱

● 【评析】

本案属本虚标实证，因水肿之势较甚，故暂拟温通治标。

● **【原文】**

腹胀不减，脾肾两亏，阴翳不化。脉来濡涩，大势不浅。姑拟温疏。

炒冬术一钱半　炒车前三钱　泽泻一钱半　上安桂四分　炒牛膝一钱半
广橘红八分　制附子二分　赤苓三钱　冬瓜皮三钱　蜜炙桑皮一钱半　胡芦巴
六分

● **【评析】**

脾肾两亏所致水气内停，一般病势较重，徒祛水不能取效，故多采用标本
兼治。本方以真武汤加减，温阳利水。从组方看，是从肺、脾、肾三脏入手，
利肺、健脾、温肾，合以通阳化气而祛水。

● **【原文】**

初诊：

产后一月有余，向有肝气[1]，营血骤空，肝脾失养。木亢克土，气滞则下
陷，大腹胀满下及两足。水道有阻，厥阴之络与太阳相连，兼入任脉。脉弦细
略紧，拟以疏肝升清阳为主。

高丽参一钱　制川朴一钱　酒炒当归二钱　炒柴胡八分　炒车前三钱　青
皮一钱　羌活一钱半　炒艾绒一钱　川芎一钱半　泽泻一钱半　川椒目四分

二诊：

肿胀不减，水道仍阻。前因患疟，肝脾内伤。大腹略膨，产后失调，骤然
胀满，两足俱肿，舌尖少液，脉濡细。姑拟温疏。

高丽参一钱　炒柴胡七分　黑丑子一钱半　酒炒当归二钱　淡吴萸四分
泽泻二钱　香附三钱　川芎二钱　炒车前三钱　新会皮一钱　泽兰二钱

● **【校注】**

[1] 肝气：病证名。肝气疏泄失常所致的病证。

● 【评析】

患者素有肝脾病证，因新产且调养不及，而加重病情，大腹胀满，两足俱肿，是为正虚邪实，初诊脉弦细略紧，有肝木克脾土之象，故主用疏肝升清阳法治疗，方用柴胡配青皮疏肝，羌活祛风湿并有升散作用。二诊脉濡细，提示肝亢得解，脾阳不足，故用高丽参配吴茱萸以增强温中健脾作用，以利疏通祛水。

● 【原文】

少腹胀楚，体软脉濡，二便不畅。此中虚气陷，冲任无火。宜从下焦温调。早服济生肾气丸。

熟地　党参　於术　肉桂　附子　菟丝　茯苓　炒黄米　橘叶

● 【评析】

本证脾肾两亏，虚象明显，故治以扶正为主，温肾健脾益气，肾气足则小便利，脾气充则大便通。勿犯虚虚实实之戒。

● 【原文】

力乏气滞，寒湿中阻。胸膨腹胀，六脉细微。当用温阳分理治。

白术　枳实　白芍　炮姜　香附　厚朴　半夏　车前　赤苓　泽泻　谷芽　冬瓜子

● 【评析】

本证寒湿中阻，水气内停较重，证似属鼓胀，治取温阳化湿利水，方有真武汤之意，但未用附子，生姜换用炮姜，减少了发散力，而温性增强，有兼具附子的作用。颇有意思的是方中用了白芍，何嗣宗用真武汤治水肿，时有去白芍，本证可能因属鼓胀，肝脾同病，白芍有柔肝养肝作用，故用之。当然，

《伤寒论》真武汤中用芍药不是为了取其养阴作用，主要是因芍药在《神农本草经》中记载有利小便作用，同时可监制附子的温燥性。

● 【原文】

疟后胀，脉形细软。知脾肾真气衰也。断无下法，惟温脾分水为稳计。

制於术　煨益智　菟丝饼　淡干姜　川乌头　泽泻　炒车前　大腹皮　茯苓皮

谷芽汤代水

● 【评析】

本证脾肾亏虚，水停，从治本着手，虽说温脾为法，但方中用乌头，与附子同类，因此本方温阳作用较强。

● 【原文】

火衰湿注，囊胀阳缩[1]。一味渗湿，恐命门之气日败。以温下焦、升清治之。

熟地　党参　枸杞　菟丝　五味　炙升麻　茅术　豨莶[2]　赤苓　萆薢

● 【校注】

[1] 阳缩：指阴茎或整个外生殖器向体内收缩，外阴、会阴、小腹拘急疼痛的一种急性病证。

[2] 豨莶：指豨莶草。辛、苦，寒。归肝、肾经。功能祛风湿，利关节，解毒。用于风湿痹痛，筋骨无力，腰膝酸软，四肢麻痹，半身不遂，风疹湿疮。

● 【评析】

患者病情严重，肾中阳气虚衰，虽水湿盛，然不能一味祛邪，恐性命不保，故以扶正为主，兼以利水。

● 【原文】

此单腹胀也，由中虚积湿所使。

於术一钱半　肉桂五分　附子八分　炒菟丝三钱　赤苓三钱　焦白芍一钱半　泽泻一钱半　怀牛膝三钱　炒车前三钱

● 【评析】

病人症见鼓胀，肝、脾、肾俱病，治以温阳利水，方用真武汤去生姜，加肉桂、菟丝子、泽泻、牛膝，增强补肾利水作用。生姜有发散水气的作用，多用于水气泛滥全身，尤其在体表，用之效佳。

● 【原文】

失血过多，阴伤及阳。腹中作胀，脉来微细。宗补火生土法，以求寸效。

党参三钱　於术一钱半　肉桂五分　附子八分　菟丝子三钱　茯苓三钱怀牛膝二钱　益智仁一钱半

早上服金匮肾气丸四钱，开水送下。

● 【评析】

本证似属鼓胀，病情较重，出血后阴阳两虚，尤其是阳气虚，故脉微细，治取温肾补脾，以固先天之本及后天之本，使气血生化有源，或许能延长生命。

● 【原文】

脾阳虚而积饮为胀。法当燥土分清。

茅术一钱半　葶苈子一钱半　杜苏子[1]一钱半　怀牛膝一钱半　冬瓜子三钱　白术一钱半　半夏一钱半　橘红一钱半　赤苓三钱　莱菔子一钱半

● 【校注】

　[1]杜苏子：即苏子。

● 【评析】

　本案水肿证属脾虚水停，但从组方看，是肺脾同治，利肺通调水道而祛水，健脾助运而化水，相辅相成，以提高疗效。

● 【原文】

　腹胀食减，四肢不暖，脾肾阳微也。法当温补。

　制白术一钱半　肉桂四分　附子五分　菟丝子三钱　茯苓二钱　白芍一钱半　木香五分　泽泻一钱半　车前三钱　赤小豆一钱半

● 【评析】

　本证单言腹胀，虽说四肢不暖，但未言浮肿，故证似属鼓胀。病机为脾肾阳虚，治以温补，方用真武汤去生姜，加肉桂、菟丝子、泽泻、木香、车前、赤小豆。此方与前述单腹胀一案基本相同，只是多了木香、车前、赤小豆三味药。可见何嗣宗治疗鼓胀亦常用真武汤，只是多去生姜，或用炮姜，而白芍则不去，此与鼓胀病在肝有关，白芍可柔肝、养肝。鼓胀水饮停于腹中，徒发散无效，宜温脾化水，故去生姜，或用泡姜。

● 【原文】

　寒湿阻遏气分，乘脾为胀，入肺作咳。先宜开泄主治。

　麻黄三分去节　桂枝四分　半夏一钱半　陈皮一钱半　厚朴一钱　赤苓三

钱　炒苏子二钱　车前三钱　泽泻一钱半

● 【评析】

本证寒湿为患，表现为肌肤肿胀，咳嗽咯痰，责之脾、肺。治以宣发肺气以化痰祛饮，温振脾阳以化湿泄水，方中有《伤寒论》麻黄汤、五苓散的化裁，亦有《和剂局方》二陈汤、苏子降气汤的化裁。

● 【原文】

腹胀痰多，脾虚夹湿也。法当燥土分清。

生茅术一钱半　半夏一钱半　会皮一钱半　赤苓三钱　姜皮二钱　泽泻一钱半　炒苏子二钱　莱菔子一钱半　车前三钱　煨姜二片　川椒目四分

● 【评析】

本证与前案雷同，均属寒湿为患，表现亦有相似，只是本证痰多咳少，故责之以脾虚失运，痰湿由生。从用药看，虽肺脾同治，但偏重于脾，方以《和剂局方》平胃散、二陈汤化裁。与前方比较看，两方均用半夏、陈皮、赤茯苓、泽泻、苏子、车前，其中尤其是赤茯苓、泽泻、车前，乃何嗣宗治疗水气病的常用药物。

● 【原文】

寒湿内阻气分。统体浮肿，脉不应指。法当温解分清。

炒茅术一钱半　桂枝四分　茯苓二钱　猪苓二钱　陈皮一钱半　车前三钱　厚朴一钱半　法半夏一钱半　川椒目四分　木香四分　生姜三片

● 【评析】

本案患者寒湿内阻，肢体水肿，脉沉，治以温振脾阳，祛湿利水。方从

《伤寒论》苓桂术甘汤，合《和剂局方》平胃散、二陈汤化裁。

● 【原文】

便泄后腑气已通，肿势略减，毛窍出水，虚痞未退，小溲不畅。仍拟疏理。

炒冬术一钱半　羌活一钱半　茯苓三钱　桑皮二钱　车前子三钱　桂枝五分　槟榔一钱半　泽泻一钱半　地肤子一钱半　炒枳壳一钱半　冬瓜子三钱　胡芦巴八分

● 【评析】

此水肿证先前因水无出路，而肿势较甚，大凡出路有三：即大便、小便、出汗。现大便通，汗出，故肿势略减，然小便不畅，故方以五苓散化裁，通利小便为主，合以羌活、桑白皮疏通腠理；槟榔、枳壳通利腑气，共奏疏理水气之功。

● 【原文】

腹胀气喘，脉不应指，此脾肾阳虚也。仿《金匮》肾气法。

熟地五钱　於术一钱半　肉桂四分　附子六分　生牛膝一钱半　车前子三钱　法半夏一钱半　陈皮一钱半　赤苓三钱　沉香三分（磨冲）

● 【评析】

本证似属《金匮要略》正水，与肾的关系密切，因肾阳不足，水气内停，故腹胀满，脉象沉而不应指；水气上冲于肺，肺失肃降，故有喘。治当温补肾气，利水降逆。

五、三消

● 【原文】

阴亏阳亢，呕逆烦渴，此属上中消之候。从肺胃主治。

生石膏四钱　知母一钱半　丹皮一钱半　麦冬二钱　地骨皮一钱半　生白芍一钱半　甘草四分　沙参二钱　川斛三钱（去节）　芦根一两

● 【评析】

三消，即指上消、中消、下消三证。《金匮要略》载有消渴病，论述了其临床表现和治疗方药，如症见渴欲饮水，口干舌燥，治用白虎加人参汤，此即上消之证，属肺胃热盛伤津之候。又如消渴，小便反多，以饮一斗，小便一斗，治用肾气丸，此即下消之证，是肾阳虚，既不能蒸腾津液以上润，又不能化气以摄水所致。此等证候在西医糖尿病中可见，故有将三消或消渴认作糖尿病，但不能完全等同，在《伤寒论》或《金匮要略》中所说的消渴，有的仅指口渴一症，不能一提消渴即认作糖尿病。本案所说上中消之候，阴亏阳亢，症见呕逆、烦渴，与《金匮要略》消渴病之白虎加人参汤证类同，何嗣宗从肺胃主治，方用白虎汤加沙参、麦冬、白芍、石斛、芦根等药，则益气生津之力大于白虎加人参汤；加丹皮、地骨皮，则又增强了白虎汤的清热凉血作用。

● 【原文】

初诊：

上中下三消症具，肌削色黄，左脉弦细，右浮濡。营气两亏，恐其加剧。

潞党三钱　山药二钱　金石斛三钱　大熟地五钱　炙五味三分　橘红七分生绵芪三钱　麦冬二钱　云苓三钱　乌梅肉一钱　胡桃肉三钱　湘莲肉十粒

二诊：

上下消症差减，咳甚痰稠。金烁已极，内伏郁火，脉弦细而促。滋养金脏，兼泄离火[1]之用，以火乘金位之下也。

生地四钱　麦冬一钱　知母一钱　熟地三钱　元参一钱半　橘白八分　生绵芪二钱　山栀一钱半　稽豆三钱　灯心一扎

● 【校注】

[1] 离火：指心火。

● 【评析】

病人患三消证，当有烦渴、饮多、溲多等症，肺有热，肾气亏虚。又见肌削色黄，脾气亦虚，脾失健运，则气血生化无源，故营气两亏。从初诊用方看，熟地黄、五味子、胡桃肉补肾阴、肾阳；潞党参、生黄芪、山药、云茯苓健脾益气；乌梅、石斛、麦冬养阴生津止渴；麦冬配橘红有润肺、化痰、止咳作用；湘莲肉有益肾、健脾、固涩作用，可见肺、脾、肾三脏共调，以治上、中、下三消证俱。二诊，烦渴、饮多、溲多等症有减，但咳嗽、痰稠，此乃肺热阴亏，又恐心火乘肺金，致肺火更甚，故治疗不仅要滋养肺金，还要泄心火，方中用灯心、栀子即有此意。

六、不眠

● 【原文】

阳不交阴，卧不成寐，饮食日减，脉来弦数。暂用半夏泻心法。

川连五分　半夏一钱半　枣仁三钱　茯神三钱　石决明五钱　麦冬二钱
会皮一钱半　远志一钱　生草四分　竹茹五分

● 【评析】

不寐的原因有多种，《素问·逆调论》有"胃不和则卧不安"之论，《金匮要略·血痹虚劳病》有"虚劳虚烦不得眠"之说，然无论虚实，总由脏腑功能失调、阴阳不和所致。本证阳不交阴，即阴阳不和，故卧不成寐，究其阴阳不和的原因，是哪个脏腑出了病况？从饮食日减、脉来弦数等表现看，当是肝胃不和，肝阳亢，胃有热，火旺则伤灼阴液，阴亏则阳热更盛。治用半夏泻心法，从组方看，还有酸枣仁汤法。方中用黄连、半夏清热和胃，辅以麦冬、竹茹、会皮，更增养胃之功；用酸枣仁、茯神养肝宁神，辅以远志、石决明，后者又添平肝潜阳之效，肝胃调和，阴平阳秘，则自然安卧。

● 【原文】

夜不能眠，时或惊悸。此由深思郁结，阴不恋阳也。治以苦泄，佐用安神。

小川连　辰砂拌麦冬　石决明　柏子霜　郁金　半夏　广橘红

● 【评析】

本案阴阳不和、夜不能寐的原因与思虑有关，思伤脾，思则气结，伤神损脾导致肝气郁结；思虑过度还会耗伤心神，故症见惊悸；脾运不健易生内湿，肝失疏泄则郁而化火，治以苦泄，即清火化湿之意。方中用黄连苦燥，清热化湿，是为君药；郁金、半夏、橘红行气燥湿，是为臣药；佐以辰砂、柏子霜宁心安神；麦冬养阴，石决明平肝潜阳，以纠阴不恋阳之偏。

● 【原文】

　　心烦头晕，卧不成寐。五火[1]内炽也。诊脉弦大，治以苦泄。

　　川连五分　半夏一钱半　茯神二钱　枣仁三钱　石决四钱　郁金一钱　白芍一钱半　竹茹四分　龙胆草二钱　橘叶一钱　山栀一钱半

● 【校注】

　　[1] 五火：指五脏之亢阳。

● 【评析】

　　五火内炽，阳气独亢而不交于阴，故卧不成寐。症见心烦头晕，可见虽五火内炽，但以心肝之火为甚，治以苦泄为法。方用黄连、龙胆草苦寒而泄心肝之火，辅以山栀、石决明以增其效；白芍、酸枣仁滋养安神，益阴亦有助于降火；黄连配半夏，茯神配酸枣仁，蕴意仲景半夏泻心法和酸枣仁汤法，是何嗣宗治不寐的常用方法，可谓心、肝、脾同治，此三脏功能失调所致阴阳不和，亦是不寐的常见病源。

七、杂症

● 【原文】

真阴素亏，津液内耗，郁热不化。舌干脱液，脉象促数不和。虚象大著，延久^[1]恐成病怯^[2]。急宜培补。

生地 生绵芪 枣仁 熟地 党参 五味 淮山药 茯神 麦冬 炒黑归身 胡桃肉

● 【校注】

［1］延久：长久。

［2］怯：病证名。指虚劳证，因虚劳而气血虚衰，心常恐怯，故又称怯证。亦指男子阳痿而影响生育者。

● 【评析】

证属阴虚内热，肾阴素亏，病已深重，不急速培补恐病难愈。观方药组成，有六味地黄丸、归脾汤等法，此体现了何嗣宗治虚劳注重补肾水、培脾土，治疗重点在于培补人身之先天之本和后天之本。

● 【原文】

营液内亏，肝木失养，外风引动内风，起患头痛，有感即发，发则呕逆。左脉弦，右涩。养营为主，参泄清空法。

生地五钱 羌活一钱半 橘红一钱 当归三钱 川芎一钱半 藁本一钱 桂枝四分 防风一钱半 薄荷七分 白蒺藜^[1]三钱 山栀二钱 生姜三片 柴胡七分

【校注】

[1] 白蒺藜：原为"白夕利"。

【评析】

患者以头痛为主症，感受外邪尤易复作，本虚标实之证。本虚即营阴素亏，肝木失养，肝液亏则风内生，标实乃内风、外风两相扇动，故脉见左弦、右涩。治当标本兼顾，方能平头痛之患。此方有逍遥散、四物汤之意，加入羌活、藁本、防风、白蒺藜等祛风之品，以取滋养营阴、疏理祛风、清空止痛之效。

【原文】

痫[1]厥[2]频发，心悸脉数。由肝郁气乱使然。先清后补。

羚羊片一钱　半夏一钱半　辰砂拌麦冬二钱　云茯神二钱　枣仁三钱　石决四钱　白蒺藜二钱　郁金一钱半　细菖蒲八分

【校注】

[1] 痫：一种反复发作的神志异常疾病，又称癫痫、癫疾，俗称羊痫风。临床特征为发作时突然昏倒，肢体抽搐，牙关紧闭，两目上视，口吐涎沫，口中发出猪羊鸡叫等异常声音，苏醒后除头晕、头痛、疲乏外，一如常人。

[2] 厥：指以突然昏倒，不省人事为主要表现的病证。

【评析】

痫厥，即癫痫，是以精神恍惚，甚则突然昏倒，口吐涎沫、四肢抽搐为主症的发作性神志异常的疾病。宋·陈无择《三因极一病证方论·癫痫叙论》说："夫癫痫病，皆由惊动，使脏气不平，郁而生涎，闭塞诸经，厥而乃成。"何嗣宗认为癫痫一证，肝郁气乱是病之源，肝气犯脾，脾虚不运，痰涎壅滞，迷蒙心窍，痫厥由发，可见脏腑失调，肝风内动，痰邪作祟是主要病机。对频发者的治疗宜先平肝息风、豁痰止痫，然后调补脏腑。方中羚羊角片、石决明配半夏、石菖蒲是息风化痰的主要药物，合以郁金、辰砂、茯神、白蒺藜等药增其效；麦冬、枣仁养心宁神是为辅佐，亦可平心悸脉数。

● 【原文】

心脾液亏，气分亦弱，脉络不宣。肢节酸楚，心悸肘胀，脉弦紧。当用滋养。

生绵芪二钱　宣木瓜一钱半　淡干姜四分　上安桂四分　紫丹参二钱　新会皮一钱半　酒炒当归二钱　炒川芎二钱　羌活一钱半　云苓三钱　枸杞二钱桂圆肉四个

● 【评析】

本证虽云心脾液亏，然究其本，当责之于脾，脾为后天之本，气血生化之源，今脾虚不运，故气血两亏；心失所养，故见心悸；气虚脉络阻滞，故肢体关节酸痛；脉弦紧，提示寒阻脉络。治从其本，当用滋养，方取归脾汤之意，如生黄芪、茯苓、当归、桂圆肉等药健脾益气、养血补虚，合以新会皮、枸杞以增其效；木瓜、羌活、干姜、安桂、丹参、川芎等药散寒化湿、活血通络，既可利于脾气健运，又可缓解肢节酸痛，可谓一举两得。

● 【原文】

三阴[1]亏损，寒湿内袭。始由足肿而痛，继则关节不利，脉形细数。此系湿久化热，热痹之类也。拟丹溪法治之。

首乌　茅术　晚蚕沙　秦艽　生杜仲　归身　黄柏　海桐皮　十大功劳枸杞子　苡仁　焦白术

加松节

● 【校注】

[1]三阴：指太阴、少阴、厥阴。

● 【评析】

从本证病变看，患者素来肝、脾、肾三脏亏损，尤其是脾肾阳虚，寒湿易袭；肝主筋，肾主骨，肝肾不足，则寒湿侵犯筋骨，故足肿而痛，关节不利；湿久化热，故脉形细数，而成热痹。治仿丹溪，用养阴清热法，如功劳叶既补益肝肾，又清热养阴；首乌、枸杞、杜仲滋补肝肾；黄柏、海桐皮、秦艽、薏仁化湿泄热，通络除痹；晚蚕沙、松节、茅术、白术祛风除湿；当归活血通络，全方标本兼治而取效。

● 【原文】

营液内亏，风寒袭络。肢节酸楚，心悸肘胀，脉弦。仍滋养法。

生芪二钱　炒牛膝一钱半　紫丹参二钱　酒炒当归三钱　宣木瓜一钱半炒川断二钱　枣仁三钱　云苓三钱　会皮二钱　炒桑皮二钱　细桂枝四分

● 【评析】

此病例似前案续诊，属脾虚气血两亏，心失所养，风寒阻络，前案治取滋养法，以归脾汤化裁，本案仍遵前法，继用生黄芪、茯苓、当归，但不用桂圆肉，而用枣仁，以健脾益气、养血补虚；木瓜、桂枝、丹参等药散寒化湿、活血通络；不用羌活、干姜、川芎，但增用续断、牛膝以益肾强筋骨。

● 【原文】

营虚失养，肢节酸楚，时觉心悸，腹中不舒，脉弦。仍宣理。

生芪二钱　桂枝四分　秦艽一钱半　酒炒归身三钱　羌活一钱　川断一钱半　宣木瓜一钱　橘红一钱　香附三钱　佛手干三分

● 【评析】

营阴内虚，心失所养，故时有心悸；筋脉肢体失于濡养，又有风寒阻络，故肢节酸楚，腹中不舒，脉弦。治以宣理，即宣散风寒之邪，调理脏腑气血之不和。方用桂枝、秦艽、羌活、木瓜等药宣散风寒湿邪；用黄芪、当归、续断滋养脾肾气血；橘红、香附、佛手疏理气机，此体现了和理气血，以气行为导的治疗思想和特色。

● 【原文】

胸膈不爽，食入少顷即呕，脉缓滑。此湿痰弥漫中焦，致呕吐少食也。

平胃二陈汤去甘草，加藿梗、豆卷、木香、吴萸、川连。

● 【评析】

胃气以降为顺，上逆则呕，脉缓滑，提示中焦有痰湿。治以平胃散合二陈汤加减，化湿和胃，药以辛温化湿为主，佐以黄连苦寒燥湿之品，既可监制辛温助热之弊端，又有辛开苦降之功效，有利于脾胃功能的恢复。

● 【原文】

咳呛痰多，时感气升，舌干少液，多出盗汗。肺肾两亏，幸脉不弦大。拟用补摄，参用疏降。

大熟地八钱　生绵芪三钱　甜杏霜三钱　炒牛膝一钱半　高丽参一钱半　炙五味四分　橘红二钱　麦冬二钱　川贝二钱　煅牡蛎四钱　沉香四分（磨冲）

● 【评析】

本证以咳嗽、痰多、气逆为主症，乃肺有邪阻，宣肃失常的证候，然伴有舌干少津、盗汗，此乃阴虚内热之象，提示患者素有肺肾两亏，脉不弦大，说明邪气不甚，病尚不会进展，故治疗可以补摄为主，兼以疏泄降逆。方中熟地黄、生黄芪、高丽参、五味子、麦冬气阴双补，肺肾兼顾；麦冬、甜杏霜、橘红、川贝母清肺化痰；沉香、牛膝有降气下行的作用；煅牡蛎、五味子有敛汗作用，全方调补肺肾，滋阴清热，化痰降气。

● 【原文】

营络内空，风湿外袭，肤痒作胀。肺主皮毛，发则小便有阻；夜不安寐，心气不通。脉弦紧，当用轻宣。

原生地五钱　羌活一钱　炙草五分　木通八分　荆芥一钱半　白薇一钱半
冬瓜皮二钱　炒蒺藜二钱　赤苓一钱半　陈皮一钱　秦艽二钱　豨莶一钱半
酒炒归尾三钱

● 【评析】

心肺同属上焦，风湿外袭可互相影响，肺主皮毛，受邪则肤痒作胀；心主神明，心气不通则夜不安寐；心与小肠相表里，肺通调水道，心肺受邪，则小便不利；脉弦紧，说明虽有营络素虚，但以感邪实证为主，故治宜宣泄风湿为先。方药组成有导赤散之意，用生地黄、木通清心火、利小便，辅以冬瓜皮、赤茯苓；羌活、荆芥、秦艽、豨莶草开腠理、祛风湿；白薇、酒炒当归尾凉血活血；陈皮、白蒺藜理气、燥湿、祛风，全方宣泄风湿，兼有理气、凉血、活血的功效。其治法用药的思路，是治疗风湿外袭，肤痒作胀的范例。

附录一：何嗣宗之生平资料

"第十九世何炫，清人。"见《何氏八百年医学》

"字令昭，号自宗，汝阇[1]孙。读书过目成诵，家世业医，炫尤精诣[2]，起沉疴，愈痼疾如神。后以例贡[3]入太学[4]。著有《伤寒本义》《金匮要略本义》《保产全书》。"见《松江府志》

"汝阇孙也，例贡生。读书一过，辄[5]终身不忘。医承世业，起疾如神，志在济世，未尝计利。卒年六十一，著《金匮要略方论本义》。"见《奉贤县志》

"博学工文[6]，尤精医术，其治疾神明[7]变化，不可思议，至今故老犹有能道其遗事者。"（节）吴县石韫玉[8]撰《何君墓志铭》。见《犹学庐诗文稿》

"嗣宗读书异敏，以诸生贡入太学。能起沉疴痼疾，世称神医。"（节）。见《樗寮文集》

"顾嗣立[9]年五十七，病极委顿[10]，云间名医何嗣宗劝服'琼玉膏'，因作诗简[11]之，有'难求天上金茎露[12]，先试人间琼玉膏'之句。"（节）。见《间邱年谱》

"宗台先生文孙自宗，业举[13]明经[14]，而又究精家学，远近钦其有乃祖风。余既耋[15]而善病，自宗投剂辄效，余又喜自宗之克绳祖武[16]，而庆吾友之有后也。"（节）。见司农卿王日藻[17]周撰《何氏世谱叙言》

"余自前年猝中风疾，迁延至今，虽曰手能持，足能行，无如数语之后，舌本强矣。安得日与自宗游，尽展化术以怡我余年乎，长桑不远，知必能以寿斯卷者寿余也。"（节）。见淞南许缵曾[18]《观谱后跋》

"精医术，名重海内，殁于金陵旅舍，有《怡云诗稿》。"见《四友堂合稿》传略

"著《何氏伤寒纂要》。《何氏心传》（一名《何氏虚劳心传》），有1832年抄本。"见《中医图书联合目录》（编者按：《何氏伤寒纂要》作者是17世何汝阇，乃何嗣宗祖父。）

《赠自宗何子序》："（节）何子自宗，天人之学淹贯[19]胸臆，惟以济人为心，不以利己为念，视人之疾，犹己之疾，视人之危，犹己之危，未尝责报。四方荐绅[20]及闾阎[21]之寒士[22]，靡[23]不德之，争以其所至为幸，由此而观，谓非良医可乎？康熙辛卯（1711），余门人吴趋[24]陈汝楫[25]、学守士也，忽撄重疾，虽法医视之，咸以为非何子自宗不为功。已而何子至，慨然切其脉，洞明阴阳表里虚实之故，良剂甫投，起将危之疾而复安，自非良医妙术，曷克臻此[26]耶。陈生深感其德，谓赠人以金，不若赠人以言，遂装潢缥[27]轴，嘱其师走笔[28]以谢之。余念昔在维扬，亦感何子医药之惠，今虽王事鞅掌[29]，宁敢惮劳[30]而不一书其实行耶。乃志之曰：夫医之术，其来尚矣，自神农尝百草以救民，历千万年莫得而废也，其间名有可闻、德有可仰者，岐、跗、雷[31]和卢扁、仓意[32]数人而已，求其能继遗踪者，非何子而谁哉？何子家承数世之医，存心爱物，德术并彰，良医之功，洵可视诸良相也。（节）安溪李光地[33]撰"

何时希按：李光地字晋卿，号厚庵。康熙进士，累官直隶巡抚，文渊阁大学士，卒谥文贞，有《榕村全集》

《同学何子自宗五十初度小序》："何子自宗于余为金石交，其敏慧捷出，博览而多通，余也无能为役，而其性激烈无顾忌，雅与余同。又时时喜事而轻发，浅中而忘备，私心日夜忧之。何子日乘虚虑，扬帆数百里间，南北东西，动涉旬月，其归若蘧庐[34]，每一再宿辄复出，予虽欲有言，不得而尽也。然何子名愈盛，才愈高，嫉之者愈众。（节）何子生朝在上元前四日，四方缙绅及里中亲旧，咸为歌诗以侈其盛，予不能为韵语，故述其所当警者，以为何子勖[35]，何子其为我轩渠[36]尽一觞[37]乎。时康熙辛卯（1711）人日、同学小弟王铸惕蒙拜撰，同学小弟张泌长源书"

何时希按：王铸俟考。

张泌字长源，华亭人，诸生。工诗古文词，善真、草书，喜刻印。

《尤悔庵赠诗》见前。

《吴门陈季方赠诗》："读尽人间未见书，精心直欲契黄初，君才医国名何忝，我愧儒门事已虚。寒热每疑司历误，膏肓岂易执方除，相从但乞疗贫法，能使文园渴顿祛。"

《悼何子自宗文》："（节）何氏为我淞望族，前明翠谷先生举孝廉，仕于朝，忤瑾珰[38]归，夹医术活人无算。嗣后代有闻人，至饮宾[39]宗台而名愈显，一时以华佗目之。惟我友自宗君，为乡饮[40]之孙，弱冠列诸生，积学能文，蜚声艺苑，帖括[41]余暇，旁及岐黄家言，而术日以精，名日以起。三十年来芒鞋[42]布袜，游历吴越间，遇有沉疴[43]，投一二剂即愈，其不愈者克日不爽。上自公侯卿相，下逮[44]商贾儓舆，争相延聘[45]者人驾肩[46]也，舟行则舳舻[47]衔尾，陆则轮蹄[48]相望，以君速过其家为幸。而君不以匆冗[49]杂遝[50]，稍行玩忽，又不以门第判低昂[51]。值贫乏不能办药者，辄解囊以应，无吝容亦无德色[52]，以故遐迩[53]颂君之德于勿衰。史传载扁鹊遇长桑君，饮以上池勺水，视见五脏症结，窃疑腐迁[54]之诞，若君神妙，庶几近似，而周礼所谓'十不失一'者，其在斯乎，其在斯乎。己丑春，余归自京师，息影[55]小园，谢绝尘事，喜探金匮秘籍，无可与语者。君寓庐[56]数椽，相距仅数武[57]，值君无远游，或游乍归，辄遣怦邀致君，君亦时不速而来，相与反覆辨难，常至烛跋[58]漏移，犹未倦也。乙未（1715），余被内召，偶小极[59]，辄思君不置[60]，玉融李方伯偕君来都，谒[61]余邸第[62]，解榻[63]联杯，复与讨论《内经》奥旨，相得甚欢，君数以课子[64]为念，不两月而飘然南归矣。昨得家邮，知君首秋中浣殁于玉融藩署，惊悼实甚。回忆少壮时、奉先大父里居，饮宾父子过从[65]谈笑浃晨夕，后复与君周旋，屈指交好已历三世，天夺君算，其何以堪。夫以君之识、之学、之德，为万民所托庇，岂能寿人而不能自寿耶。其次其下者或得享大年，而为其上者乃仅以下寿终耶，呜呼，洵可悲矣。虽然，诸哲嗣英年嗜学，连掇[66]泮芹[67]，将来翘首云衢[68]，显扬正未有艾[69]，吾知逍遥极乐之乡，君且含笑而往，彼尘寰之局促，奚足为仙驭之久留耶。鸡絮[70]在筵，灵旗不远，呜呼。

王顼龄颛士撰"

何时希按：王顼龄号瑁湖，晚号松乔老人，华亭人。累官武英殿大学士，卒谥文恭。有《世恩堂诸集》。又系何竹（十六世）之门人。

"何炫著作，见于著录者六种：《伤寒本义》《金匮要略本义》《嗣宗医案》

《何氏虚劳心传》《保产全书》《怡云诗稿》。今存三种，《嗣宗医案》《虚劳心传》及《怡云诗稿》"。见《何氏八百年医学·何氏历代医学著述考》。

● 【校注】

[1] 汝阆：何氏十七世医。

[2] 精诣：精到。谓学养精粹。

[3] 例贡：清代科举制度中贡入国子监生员的一种。不由考选而由生员援例捐纳，故称例贡。

[4] 太学：我国古代设于京城的最高学府。

[5] 辄：总是，每次。

[6] 博学工文：形容知识面广。

[7] 神明：如神般的通晓、明白。

[8] 石韫玉：字执如，号琢堂，又号花韵庵主人，亦称独学老人，江苏吴县人。生于乾隆二十一年（1756），卒于道光十七年（1837）。清代著名诗人、藏书家，著有《独学庐诗文集》《晚香楼集》《花韵庵诗余》及《花间九奏乐府》。嘉庆二十年（1815）编成《船山诗草》20卷及《船山诗草选》，刊行吴中，当时影响颇大。

[9] 顾嗣立：清代学者。字侠君，号闾丘。生于1665年，卒于1722年。江苏长洲（今苏州）人。康熙五十一年（1712）进士，曾预修《佩文韵府》，授知县，以疾归，喜藏书，尤耽吟咏，性豪于饮，有酒帝之称。博学有才名，喜藏书，尤工诗，著有《秀野集》《闾丘集》。

[10] 委顿：疲乏，憔悴。

[11] 简：通"谏"。谏诤，直言规劝。

[12] 金茎露：承露盘中的露。传说将此露和玉屑服之，可得仙道。

[13] 业举：为科举应试而学习。

[14] 明经：明清时对贡生的尊称。

[15] 耋（dié 迭）：八十岁。

[16] 克绳祖武：比喻能够继承祖先的功业。语本《诗经·大雅·下武》：

"昭兹来许，绳其祖武。"

[17]王日藻（1623—1700）：字印周，号闲敕，却非，一号无住道人。华亭（今上海金山干巷）人。顺治十二年（1655）进士，授工部主事，累官至河南巡抚。

[18]许缵曾：字孝修，号鹤沙，华亭人。生卒年均不详，约清圣祖康熙二年前后在世。顺治六年（1649）进士。工于诗，著有《宝纶堂集》五卷，《滇行纪程》一卷，续抄一卷，《东还纪程》一卷，续抄一卷。

[19]淹贯：博通、深通。

[20]荐绅：有官位的人、高贵的人。

[21]闾阎（lú yán 吕言）：乡里。

[22]寒士：出身低微的读书人。

[23]靡（mǐ）：没有。

[24]吴趋：指吴地。

[25]陈汝楫：字季方，世居常熟。为诸生，从何焯、李光地学，研穷经史，工诗古文。后为国子监生。

[26]曷克臻此：怎么能够到达这种程度呢。

[27]缥（piǎo 瞟）：青白色的丝织品

[28]走笔：挥笔疾书。

[29]鞅掌：事务繁忙。

[30]惮劳：畏惧辛劳。

[31]岐、跗、雷：指名医岐伯、俞跗、雷公。

[32]卢扁、仓意：指名医扁鹊、淳于意。

[33]李光地（1642—1718）：字晋卿，号厚庵，别号榕村，福建泉州人。清著名政治家、理学家。康熙九年（1670）进士，历任翰林编修、吏部尚书、文渊阁大学士等职。曾协助平定"三藩之乱""统一台湾"。著有《榕村全集》《榕村语录》《周易通论》《尚书解义》等书。

[34]蘧（qú 渠）庐：驿站附近专供人休息的房舍。

[35]勖（xù 畜）：共同勉励。

［36］轩渠：欢笑的样子。

［37］觞（shāng 商）：饮（酒）。

［38］瑾珰：指宦官。

［39］饮宾：乡饮酒礼中乡里的贤士。

［40］乡饮：乡大夫。此指何汝阈。《奉贤谱》记载说：何汝阈"应宰长子。品行高而德厚，有司延为乡饮介宾。康熙庚子九月二十日入乡贤祠，详载《省志》《奉贤县志》。"

［41］帖括：科举的文字。

［42］芒鞋：芒草编织的鞋子。

［43］沉疴：久治不愈的疾病。

［44］逮：到。

［45］延聘：聘请。

［46］驾肩：比肩。形容人多拥挤的样子。

［47］舳舻（zhú lú 竹炉）：船头和船尾。引申为船只。

［48］轮蹄：车轮和马蹄。引申为车马。

［49］匆冗：急促而繁忙的样子。

［50］杂遝（tà 踏）：众多而纷乱的样子。

［51］低昂：高低。

［52］德色：自以为对别人有恩德而流露出来的神色。

［53］遐迩：远近。

［54］腐迁：指司马迁。因司马迁曾受腐刑，后人称其为腐迁。

［55］息影：退隐闲居。

［56］寓庐：居所。

［57］数武：不远处。

［58］烛跋：竖立蜡烛的底坐。谓蜡烛将燃尽。

［59］小极：小病。

［60］不置：不停止。

［61］谒：拜见。

［62］邸第：王公贵人的住宅。

［63］解榻：指热情接待宾客或礼贤下士。

［64］课子：督促孩子读书。

［65］过从：相来往。

［66］掇：考取。

［67］泮芹：原指泮水中的芹菜，后借指古代学宫中的秀才。

［68］云衢：比喻高位。

［69］艾：终止，断绝。

［70］鸡絮：棉絮包裹的烧熟的鸡。一种悼念故人的祭品。祭品虽薄而情意很深。

　　　　　　　　　　　　　　　　何嗣宗医著二种校评

附录二：编校后记

在编校这本医案之后，感到作为一位名医，替达官贵人治病，真不是一件容易的事。我们试看这位清代康熙年间的名医何嗣宗先生，他是怎样周旋于大人先生之间的。他遇到的有：师心自用的主观主义者；有中无学识、夸夸高谈的批评家；也有病者的亲属、幕僚们，略读医书、没有经验（不合色脉、不参证治）的责难者；更多的是仅看到一二症状的变化，而不问病之进退，横肆讥议，以自高身价的人。况这些阻力大都是制台、藩台、臬台、道台、知府的亲信左右，可能也是高官。而何嗣宗却是据理力争，不畏权贵；引经据典，解说明祥；坚持要点，力排众议；侃侃而谈，写下了洋洋洒洒、长逾千言的脉案，来进行辩论。在这些脉案中，使我们认识到这位名医的学问、胆识、立场和经验，更重要的则是这种可贵的负责精神。在三百余年后的今日，我们临床时会不会还有这样的困难？这一点或许可作为我们的借鉴，为了人民的健康，我们应该更负责些。

何嗣宗在脉案中，大量引述了各家及《易经》的有关阴阳学说。医者是否须深入学习《易经》，这且不说。这阴阳之道，却是今日研究内分泌学科的中医重要论据，正要我们进一步去探讨。

脉案的原稿中，很多理论文字，曾为陆晋笙所不理解，被他删去了不少；他又把何嗣宗误认是何书田（乃何嗣宗的五世孙），而收入于《重固三何医案》第二卷中，这些错误必须纠正，所以我根据所藏的原稿，一一予以恢复。

何时希

一九八二年三月记

参考文献

［1］何时希.何氏八百年医学.上海：学林出版社，1987

［2］黄帝内经素问.北京：人民卫生出版社，1978

［3］灵枢经.北京：人民卫生出版社，1979

［4］南京中医学院.难经校释.北京：人民卫生出版社，1979

［5］刘渡舟.伤寒论校注.北京：人民卫生出版社，1991

［6］湖北中医学院.金匮要略释义.上海：上海科学技术出版社，1978

［7］李经纬，余瀛鳌，蔡景峰，等.中医大辞典.北京：人民卫生出版社，2009

［8］辞海编辑委员会.辞海.上海：上海辞书出版社，1983

［9］清·何嗣宗，著.何时希，编校.虚劳心传.上海：学林出版社，1984

［10］清·何嗣宗，著.何时希，编校.何嗣宗医案.上海：学林出版社，1982

［11］宋·太平惠民和剂局方.刘景源，整理.北京：人民卫生出版社，2013

［12］金·刘完素，著.孙洽熙，孙峰，整理.素问玄机原病式.北京：人民卫生出版社，2005

［13］元·朱震亨，著.王英，竹剑平，江凌圳，整理.丹溪心法.北京：人民卫生出版社，2005

［14］金·张子和，著.邓铁涛，赖畴，整理.儒门事亲.北京：人民卫生出版社，2005

［15］清·汪昂.医方集解.上海：上海科学技术出版社，1979

何嗣宗医著二种校评